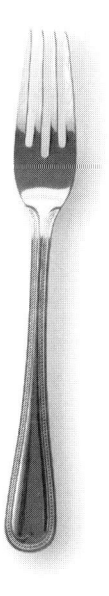

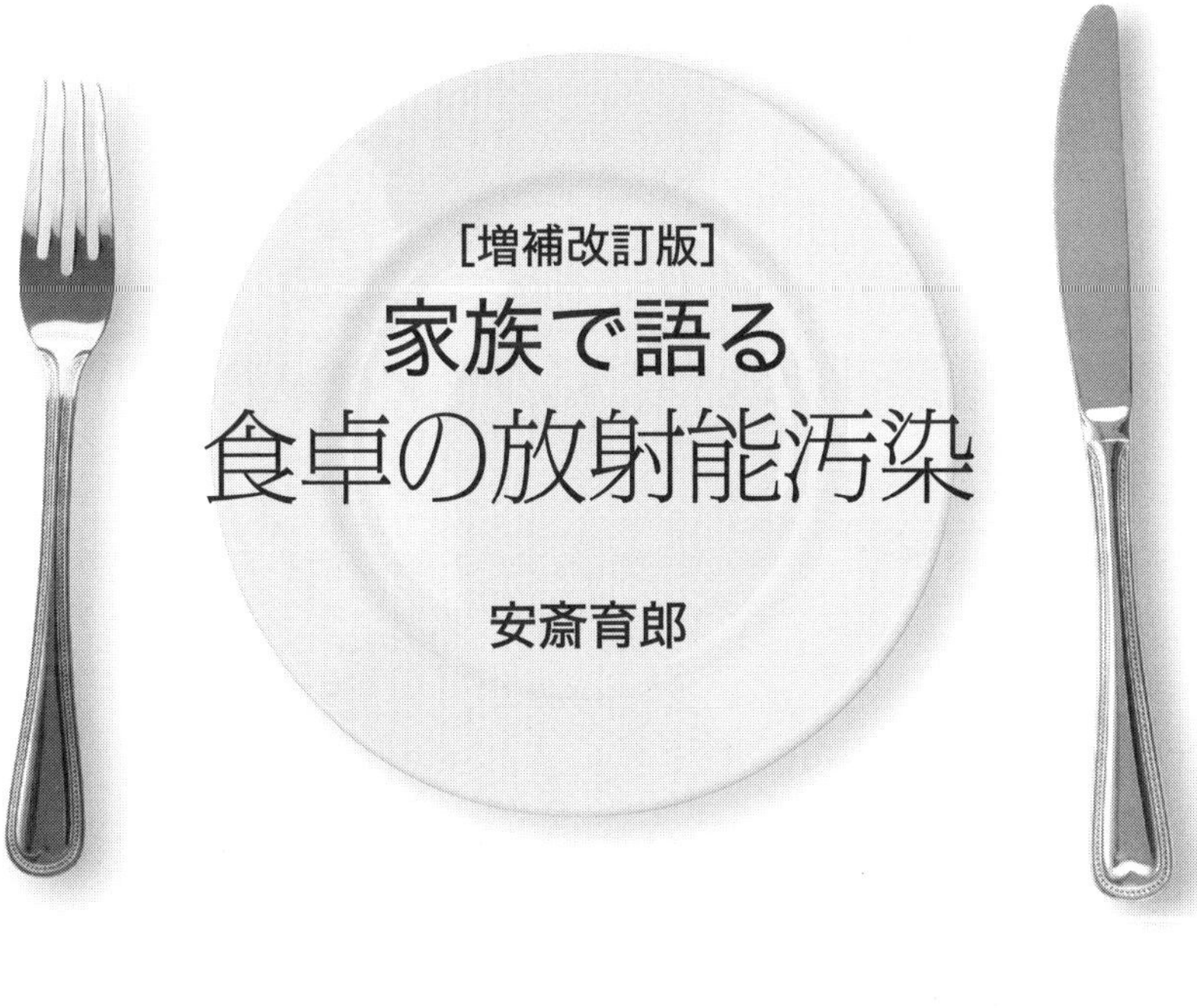

［増補改訂版］

家族で語る食卓の放射能汚染

安斎育郎

同時代社

福島原発事故の危機の中で

本書の初版本は、もともと、チェルノブイリ原発事故のあと、日本にヨーロッパから輸入される食品の放射能汚染が社会問題になっていたころに書かれたものです。事故が発生したのは一九八六年四月二六日ですが、五月一日には立命館大学理工学部の中山康之教授が、京都の金閣寺にほど近い衣笠キャンパス構内で採取した大気中から、放射性ヨウ素一三一を検出しました。放射能は七〇〇〇キロ離れた日本にも飛んできたのです。

やがて、ヨーロッパで生産される野菜や乳製品などの放射能汚染が問題となり、ある基準以上の汚染食品は水際《みずぎわ》で食い止めようと、輸入食品や時には国内産品についても食品中の放射能の分析が行なわれ、新聞などで発表されるようになりました。それまで知らないですんでいた放射能の強さの単位「ベクレル」とか、放射縁被曝線量の単位「ミリレム」（最近では、ミリシーベルト）といった科学用語を、一般の主婦たちも学習しなければならない厄介な時代を迎えました。私も生活協同組合のお母さんたちの集まりに頻繁《ひんぱん》に呼ばれ、放射線の危険から身を守るための科学（放射線防護学）の知識を分かり易く解説し、「パニックに陥らずに、理性的に

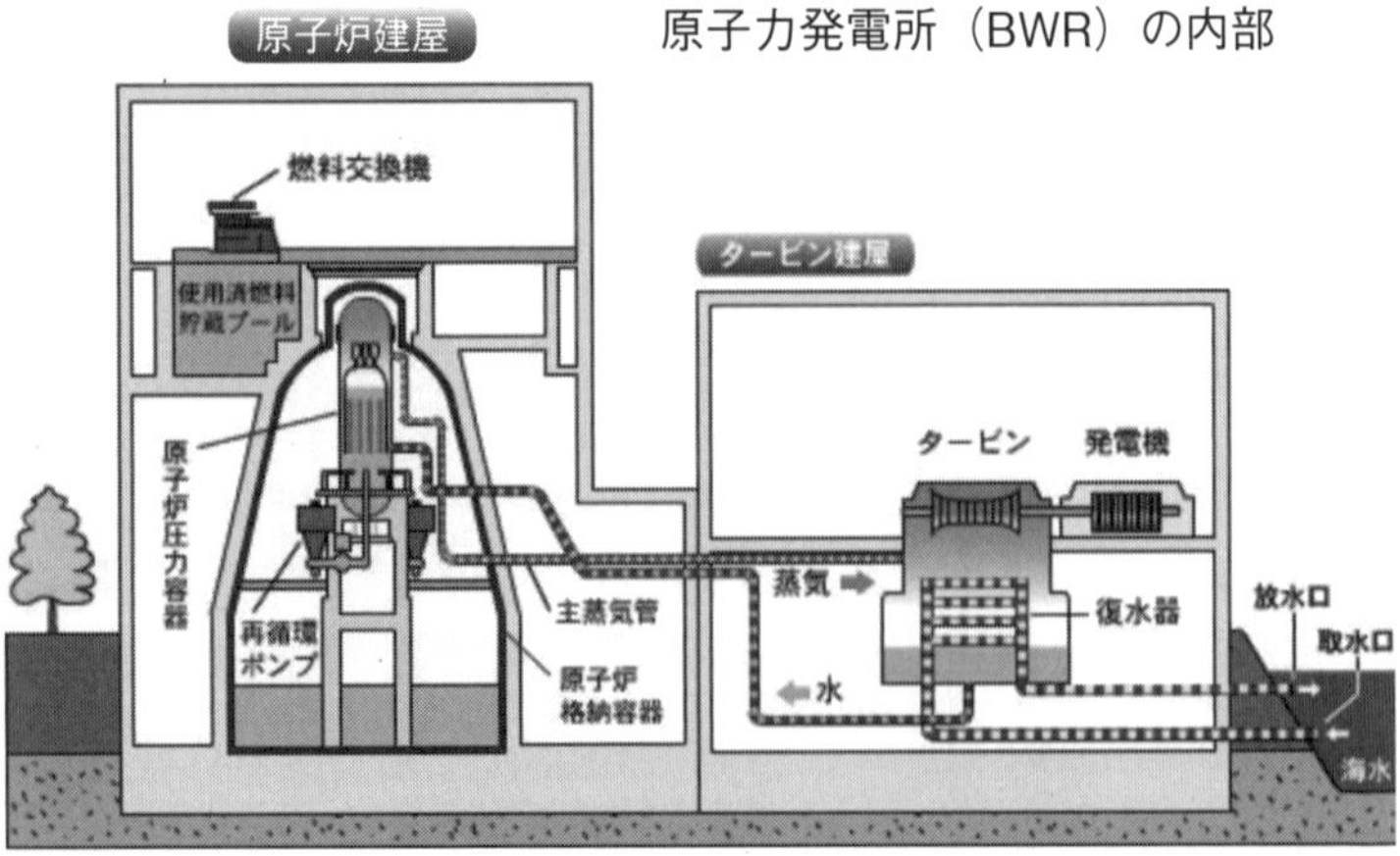

原子力発電のしくみ｜原子力｜東京電力

怖がるにはどうすればいいか」を伝える努力をしました。「怖い」と感じるのは感性のなせるわざなので、「理性的に怖がる」というのは簡単なことではありません。目にも見えず、匂いもせず、五感でとらえられないものは不気味です。「放射能」や「放射線」と聞いただけで「危険」というイメージがあります。

二〇一一年三月一一日、日本の東北地方の沿岸部にある原発が次々と事故を起こし、大量の放射能を環境に放出し、食品や水の放射能汚染を起こしました。事故の原因は未曾有の大地震と、それに伴って発生したツナミでした。一九二三年九月一日には関東大震災がおこり、約一四万人が死亡し、韓国・朝鮮人に対する迫害もおこりましたが、今度の「東北関東大震災」はその四五倍もの破壊力をもっていました。日本は一九九五年一月一七日に阪神淡路大震災を体験し、六〇〇〇人以上が犠牲になりましたが、今回の地震のエネルギーはその三五〇倍にあたる破壊的なものでした。襲ってきたツナミは一〇メートルの堤防を越え、場所によっては二〇メートルにも達しました。そして、およそ三万人の犠牲者をもたらしました。

それに追い討ちをかけたのが東京電力福島第一発電所の原発事故です。この原子力施設には一号機～六号機がありましたが、一～三号機は運転中、四～六号機は停止中でした。最初の地震の揺れで運転中の原子炉には「制御棒《せいぎょぼう》」が挿入され、核燃料の中でおこっていた核分裂連鎖反応は予定通り止まりました。つまり、原子炉は停止したのです。ところが、厄介なことに、原発は運転を停止しても、すでに運転中に核燃料棒の中に溜まった膨大な放射性物質（正確には、放射性核分裂生成物）が出す放射線の熱で、放っておくと核燃料が溶ける恐れがあるのです。そうなると内部の放射能が原子炉の中に充満し、もしも原子炉の配管系統や原子炉建屋《たてや》が壊れていると、それが環境中に放出されて危険な放射能がばらまかれることになります。そうならないように、運転を停止した原発の燃料を緊急に冷やすために「冷却システム」が働くように設計されています。

ところが、この冷却システムを動かす非常用のディーゼル発電機の燃料タンクがツナミによって破壊され、非常用電源が全滅し、原子炉を冷やせなくなってしまいました。冷却材喪失事故です。核燃料が発生する熱で原子炉内の水は沸騰して大量の水蒸気が発生したうえ、核燃料を覆っているジルコニウム金属の被覆管《ひふくかん》が高温化して水蒸気と反応、大量の水素ガスも生み出しました。圧力を高めるため、放射能を含むことを承知で「ガス抜き」をしましたが、原子炉建屋に充満した水素ガスが大爆発、放射能が漏れるのを防ぐ最後の砦といわれた原子炉建屋の壁を吹き飛ばしてしまいました。

さらに、運転停止中の四号炉でも厄介な事態がおこりました。四号炉では運転を停止した後、二〇一〇年の一一月に、原子炉の中の核燃料（使用済み核燃料）を交換のために取り出して、原子炉建屋内のプールに保管していました。この燃料も冷やし続けないと、核燃料内部に溜まっている放射性物質が出す放射線の熱（崩壊熱）で溶けてしまうおそれがあります。当然、冷却システムを動かして冷やし続けていたのですが、これもツナミによって電源が全滅してしまったので、冷却できない状態になってしまいました。思わぬ伏兵です。原子炉本体ではなく、そこから取り出して蓋もないプールに保管しておいた使用済み核燃料の過熱で高温化したジルコニウム被覆管が水と反応して水素ガスを発生させ、それが爆発して原子炉建屋に大きな穴を作ってしまいました、さあ、たいへんです。燃料プールの核燃料が破壊されて多量の放射性物質が漏れ出し、壁のない建屋から環境中にストレートに放出され始めたのです。周辺環境中の放射能レベルはどんどん上がりました。

燃料を冷やすために上空からヘリコプターで水塊を投下したり、特殊な消防ポンプで水を投入したりしましたが、内部の放射能が大量に追い出されてきて、大気や海水の放射能汚染を広げました。汚染はやがてホウレンソウや原乳、さらには水道水にまで広がり、社会不安の原因になりました。政府は、ある基準値以上の汚染食品は市場に出回らないように規制しましたが、市場に出された食品も放射能で汚染されているのではないかという風評もあって、遠隔地でも買いだめに走ったり、逆に北関東や東北産の食品が放射能汚染の程度にかかわりなく「出荷拒否」を受けたりしました。もちろん、農家の中には、避難しているため収穫したくてもできない農家もありました。政府は食品の放射能汚染についての「暫定基準値」を超えた食品は市場に出回らないようにし、農家に補償する意向を発表するとともに、基準値以下のものでも出荷拒否などに遭《あ》った場合には、原発事故との因果関係が立証されれば補償の対象にすることも表明しました。しかし、実際上は、行政機関も機能を損なわれているため、因果関係を立証することは容易ではないでしょう。農民も消費者も、先の見えない不安の中で、親類縁者の安否情報の欠如、食料や燃料の不足、衛生や医療環境の悪化、情報網の切断などに加えて放射能の危険性に神経を尖らせる日々を体験しました。

本書初版本は、チェルノブイリ原発事故後に、「放射能の影響を軽視したり、過度に恐れたりすること」は避けなければならないという思いで書かれたものです。被曝の単位としては最近では「シーベルト」という単位が使われますが、初版本では「レム」という単位で表されていました。シーベルトというのはスウェーデンのロルフ・マキシミリアン・シーベルトという科学者の名前に由来する被曝線量の単位で、「一シーベルト＝一〇〇レム」で換算できます。だから、単位が変わっただけで、本質は変わっていません。この本ではシーベルト単位に書き換えましたが、どれくらい浴びるとどんな障害が出るのか、くわしい説明は本文に譲ることにしましょう。

放射線や放射能についての基本的な知識を身につけ、その危険性について理解を深めるとともに、無用な恐怖感をもたないように学習することは大切なことだと思います。

著者

二〇一一年四月

もくじ

福島原発事故危機の中で　003

第1章❖はじめに――私がやってきたこと　013

第2章❖放射能って何だろう？　031

1……原子の名前の表し方　032

2……放射能って何物か？　034

3……放射線のいろいろ　040

4……放射能の強さの単位　044

5……被曝線量の単位（シーベルト）　052

6……半減期　062

7……有効半減期　074

8……体内汚染はどこまでふえるか？　077

9……自然放射線による被曝 097

第3章 ❖ 放射線の人体への影響 121

1……放射線障害の歴史 122

2……放射線障害の二つのタイプ 128

3……放射線障害の非特異性 142

4……放射線防護の原則的考え方 146

第4章 ❖ 食品の放射能汚染にどう対処するか？ 153

1……厚生労働省の規制基準 154

2……食品汚染の実態はどうか？ 159

3……汚染食品による放射線被曝は？ 169

4……食品汚染にどう対処するか？ 194

おわりに 202

参考資料 207

増補改訂版

家族で語る食卓の放射能汚染

「ちょっと一言……」

「幽霊の正体見たり枯れ尾花」――こわい、こわいと思っていると、ススキの影もおばけに見えるというわけですが、食品の放射能汚染もこの類なのでしょうか？　それとも、これは本物の幽霊なのでしょうか？

世のお母さんたちの心配は、たいへん真剣です。放射能についての学習会に行くと、会場はどこもいっぱいで、あわてて椅子を用意しないと入りきれないこともあります。とくに、子どもに何を食べさせたらいいかと、毎日の食卓の支度に余念のないお母さんは、とても心配です。

でも、やっぱり、「放射線」は目にも見えないし、においもしないし、音がするわけでもないので、なんとなく無気味です。体に感じないから、無関心でいようと思うと、とめどもなく無関心でいられそうですが、心配になるともうどこまでも心配になります。「こわがる」というのは人間の感情のなせるわざですから、「科学的にこわがる」なんていうのはどうもピンときません。

あるお母さんが言いました。「すこし勉強してみたら、無関心だったときよりずっとこわくなりました。どうすればいいのでしょう?」

放射線の危険性について学習すると、癌や遺伝的影響のことにも行きあたるので、不安がつのります。でも、そういうことを学ぶことは、現代に生きる私たちにとって大切なことです。放射線の危険性について勉強し、食品汚染の実態について調べ、私たちの生活に闖入《ちんにゅう》した悪漢・放射能の悪役ぶりを知って、どうすれば食の安全を守れるか、みんなで考え、必要な行動を起こすことが重要です。

この本は、なるべくわかり易く食品の放射能汚染の問題を解説しようとするものです。「放射能汚染食品」が「枯れ尾花」かどうか、どうぞ読者のみなさんがそれぞれに見極めてみてください。

本書を緊急に出版するにあたって、同時代社のみなさんにたいへんご苦労をかけました。感謝します。この本が世のお母さんたちの関心に少しでもこたえられることを期待します。

著者

京都・宇治にて

第一章

はじめに——私がやってきたこと

セシウム一三七、有効半減期、ベクレル……。現代のお母さんは、たいへんです。今まで、家庭の主婦がまったく関心をもたずに済んでいたような放射能とか放射線についても、一通りのことを勉強しないと、食卓の安全性に確信をもてないような、そんな時代になってきました。

私の専門は、放射線防護学。

人間の体に放射線があたるとどんな悪いことがおこるか、もし、悪いことがおこることを承知のうえで、病院でレントゲン写真をとるなどの目的に放射線を浴びなければならないとすれば、どういう注意が必要か？　そんなことを系統的に研究する科学の一分野です。

したがって、私の研究生活は、放射線と人間のかかわりについてのいろいろなテーマに関係しています。いくつかのテーマをあげてみましょうか。

第一に原発問題――これは、なお、現代社会にとって非常に大きな問題のひとつです。私は、東京大学工学部に原子力工学科が初めて設置されたときの第一期生です。昭和三七年（一九六二年）、日本が原子力開発にのりだすにあたって、国立大学でも高級技術者を養成するための学科が必要というのでつくられました。当時、私は、「これからのエネルギー原子力」というキャッチ・フレーズに何か新しい魅力を感じて、この学科に進学しました。同じ仲間は一五人。先生の方が倍以上いたように思います。

それ以来、原子力発電開発の問題は、私とは切り離せないものになりました。原子力問題を勉強するうちに、人間が原子力を使えるかどうかは放射線や放射能を安全にコントロールできるかどうかにかかっていると、学生ながら強く感じるようになりました。卒業論文は、原発が大事故をおこしたときの緊急時対策活動のあり方についてのものでした。当時、まだ、日本には原子力発電所はひとつもありませんでした。日本原子力発電株式会社の技術者や茨城県東海村の行政官などにインタビューして問題点を論文にまとめ、『日本公衆衛生学雑誌』などに発表しました。

大学院の修士課程での私の研究テーマは、尿中のウランを簡便に分析する方法の開発というものでした。原発をつくれば、そのために必要なウランの核燃料を加工しなければなりません。すると、大量のウランを取り扱う労働者が必要ですので、そういう人びとのウランによる体内汚染が心配です。そこで、体の中にどれだけウランを取り込んでしまったかをいつも監視しておく必要がありますが、その点で尿中のウラン濃度をはかることは便利な方法です。きたない話で恐縮ですが、それは、大便をはかるよりずっと楽ですし、尿に出てきたということは、ウランがまぎれもなくいったん血液に入って腎臓を経由して出てきたことですから、正真正銘、体内汚染がおこったことを示す指標にもなります。

修士課程の二年間は、くる日もくる日も、尿とにらめっこの研究生活でした。誰も尿を提供してくれないので、セルフサービスで調達せざるをえませんでした。自分の尿にわかった量のウランを添加し、それがうまく分析できるかどうか、いろいろな手法を試みました。結局、直径一センチ足らずのフッ化ナトリウムの錠剤をつくっておいて、これに尿をわずか〇・一ミリリットル滴下し、電気炉で焼き上げたうえで紫外線をあてると、ウランの濃度に比例した量の蛍光が出ることを利用する方法で測定できることがわかり、研究成果は『日本原子力学会誌』に発表されました。

博士課程のテーマは、原発などで働く労働者の放射線被曝についての情報理論的な研究でした。中身はややっこしいので紹介しませんが、「学園紛争」と呼ばれた騒然たる時代の研究生活は、なかなかたいへんでした。研究成果は、日本保健物理学会という放射線防護学についての専門学会の学術雑誌『保健物理』などに発表されました。

大学院をおえてからも、原発労働者の被曝実態の問題や事故の危険性の問題など、地域の住民の人びととも接触しながら、一貫して原発問題にかかわってきました。とくに、日本科学者会議という「日本の科学の自主的・民主的・総合的発展」をめざしている一万人ほどの科学者集団の一員として、原発立地地点の地域社会全体にどんな影響が及ぼされるかという問題を、住民の人びとといっしょにシンポジウムなどを開きながら共同で考える機会をもてたことは、私の研究姿勢を定めるうえで、たいへん大切な経験だったと思います。

こうした過程で、国会の衆議院科学技術振興対策特別委員会に参考人として出席して、日本の原発開発のあり方について批判的な意見を述べることもありました。ある時は、福井県の住民の人びとと共同で研究集会を開こうとしたら、地元の町当局が公民館の使用をいったんは許可しながら不当にも取り消すなどという経験もしました。一九七二年には、科学者の国会と呼ばれた日本学術会議が開催した初めての原発問題シンポジウムに基調報告者として登壇し、日本の原子発電政策についての「六項目の点検基準」を提起しました。弱冠三二歳の青年だった私が、国家や原子力産業界を相手に大上段に振りかぶった大演説でしたが、ちょっとドン・キホーテ（風車に突進して負けた中世の騎士）的でしょうか。緊急炉心冷却系の実証性の問題についても、「アメリカで明らかになった緊急炉心冷却系の欠陥問題はこの間の経緯をきわめて象徴的に物語っております。緊急時には最も頼りとされるその効果が確実に働くものと期待されていた安全装置が、実際に働かない可能性があることが実証されたこと——これほど米国型軽水炉が実証的であるということの中身を暴露した事例はありません。

一九七四年には、東京電力第二原発一号炉の設置に関わる史上初めての公聴会が開かれましたが、私は心を共にする住民たちと力を合わせ、原発の問題点を総合的に明らかにするために科学者として証言しました。動員された圧倒的多数の推進派の傍聴人の前で、圧倒的多数の推進派の陳述人が意見を述べる。ある意味では「茶番劇」でしたが、その後の政府による設置許可処分を受けて、私たちは行政訴訟を提起し、政府を相手どって裁判闘争に取り組みました。裁判は負けましたが、その過程で政府の原発政策の考え方をあぶり出す効果はありました。

私は、住民のもとめに応じた講演活動にもできるだけ協力していましたので、大学ではいろいろな抑圧も受け、心楽しくない差別的体験も少なからずありました。工学系の大学院を終えたあとの私は、同じ大学の医学部放射線健康管理学教室に助手として勤務していましたが、国が「国策」として原発を推進しようとしているのに、国立大学の教官がこれを批判するのですから、弾圧の雨が降りかかってくることは覚悟しなければなりません。結局、東大助手を一七年つとめる結果となりました。一九八六年に京都の立命館大学に経済学部教授として移るとき、新聞にも「万年助手、東大を去る」などと紹介されたものです。そんなわけで、原発問題と私のかかわりは、なかなかひと口では語り尽くせない体験をふくむ重要なテーマであり続けてきたのです。

第二に、核戦争の問題があります。広島、長崎、ビキニの被害は、放射線の影響の問題を研究する科学者にとってたいへん大切な問題であり、私も当然それなりの勉強をしました。しかし、私の場合、これらは単に机上の勉強のテーマという以上の問題であり、核戦争を防ぎ、核兵器を廃絶する実践的課題という性格をもっていました。これは私の持論ですが、科学者は、自分の研究生活を、現代を生きる一人の人間としての生きざまとの関連においてもっと実践的にとらえる必要があると思うのです。

とくに一九七七年に日本で開かれたNGO被爆問題国際シンポジウムへの参加以来、私は原水爆禁止運動にも積極的にかかわるようになり、放射線防護学を専門とする一人の自然科学者としての立場から、被爆の実相や被爆者の実情をふまえ、核兵器廃絶の重要性を人びとに訴え続けています。被爆者を撮りつづけている写真家の森下一徹さんと共著で書いた『地球非核宣言』(水曜社)、小学校高学年から中学生向きに書いた『核戦争と地球——平和を守るために』(岩崎書店)、学習会のちょっとしたテキストに活用していただくためにつくった『茶の間で語りあう平和』や『クイズ反核・平和』(ともに、かもがわ出版)などは、核兵器をなくす願いをこめて書いたものです。

一九八五年八月~九月、オランダのアムステルダムで開かれた「第一三回国際生化学会議」は、「核戦争の長期的・生物学的影響」というパネル討論会を開きました。この種の専門学会が、核戦争のような社会的問題にかかわるテーマを取り上げることはそうありふれたことではありません。パネリストの一人として招待された私は、広島、長崎の被爆の実相をできるだけ生々しく伝え、「核の冬」研究の成果とその限界性について問題提起しました。これには大きな反応があり、会場からホテルへ帰る電車の中でも、幾人もの研究者から資料を送ってほしいと頼まれました。

一九八七年一〇月には、「国連および関連機関職員軍縮・平和運動」という団体から招請され、ジュネーブの欧州国連本部に行きました。一〇月二四日からの国連軍縮週間の行事に参加し、パレデナシオンで「核戦争と放射線」と題する講義をするためです。欧州国連本部の事務総長をつとめるヤン・モーテンソン氏とも単独で会見する機会をもったほか、WHO(世界保健機構）の専門家や、加速器物理学研究の最先端分野に位置するセルン（ＣＥＲＮ）の著名な科学者たちとも親しく討議を交わすチャンスをもちました。私が、毎年開かれる原水爆禁止世界大会に参画したり、非核の政府を求める会の活動に加わっているのも、放射線防護学の専門家として、核兵器廃絶の面での社会的責任をはたしたいと心から願うからにほかなりません。

さて、私の研究生活にとっての**第三の課題**は、医療をはじめとするいろいろな分野で使われている放射線にともなう**被曝の問題**です。レントゲン写真は、エックス線を使って撮りますので、私たちは放射線を被曝することになります。医療上の放射線だって、無害ではありません。被曝は、極力少なくしなければなりません。

最近の病院では、レントゲン撮影以外にも、たとえば、交通事故で頭を打った人の脳の断面を手にとるように描き出すCTスキャン（コンピューター断層撮影）や、放射性医薬品を患者、被検者に投与して病気の診断をする核医学的検査などに、広く放射線を利用しています。もちろんそれらは、病気の早期発見に大きな力を発揮し、人の命を救うために役立っていることは疑う余地がありません。しかし、一面、無駄な放射線被曝もまだまだ見られることも事実であり、私たちは、必要最小限の被曝ですむように、医療上の放射線被曝のぜい肉をそぎおとしていくことも大切です。チェルノブイリ原発事故に由来する食品の放射能汚染について、ヨーロッパからの輸入食品は一キログラムあたり三七〇ベクレルをこえるセシウム一三四とセシウム一三七を含んでいてはいけないといった基準がとりざたされている一方では、医療上の診断目的に投与される放射能は、一人一回の検査で一億ベクレルをこえることも珍しくありません。薬づけ、検査づけ医療などと言われる日本の保険医療制度の実態のもとで、放射線被曝をできるだけ減らすにはどうすればいいのか、この問題はたいへん重要です。「体のため」と言うと多少の苦痛や被曝は大目に見てがまんしがちですが、被曝をへらす努力はいつでもどこでも必要なのです。

医療被曝の危険を逆にあまりに誇大に受けとめすぎて、誤診がもとで一か月に四〇枚のレントゲン写真をとられたため自分は白血病になったものと間違って思い込んだ患者が、担当医師にガソリンをかけて焼き殺す事件がおこったことがありますが、これは不幸な事件でした。こうした事件を防ぐためにも、医療関係者は放射線被曝の低減に誠実に努力し、人びとも放射線の知識を正しく理解することが必要だと思います。私は、今でも、放射線についての基本的な知識は、中学校高学年で教えられる必要があると思っています。

私が関心を払ってきた第四の問題は、私たちの生活に入り込んでいる放射性物質の問題です。たいていの家庭には目覚し時計がありますが、ひところまで文字盤にプロメチウム一四七という放射性物質が使われていました。夜光塗料のためです。針や数字に黄緑色の塗料がぬってあるのが見えるとおもいますが、あれが放射性元素入りの夜光塗料です。今は使われていません。

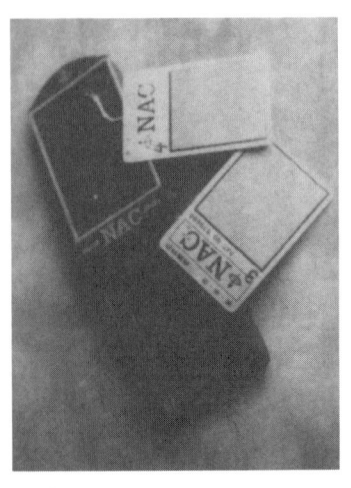

写真２　タバコのニコチン・アルカロイド・コントロール・プレート

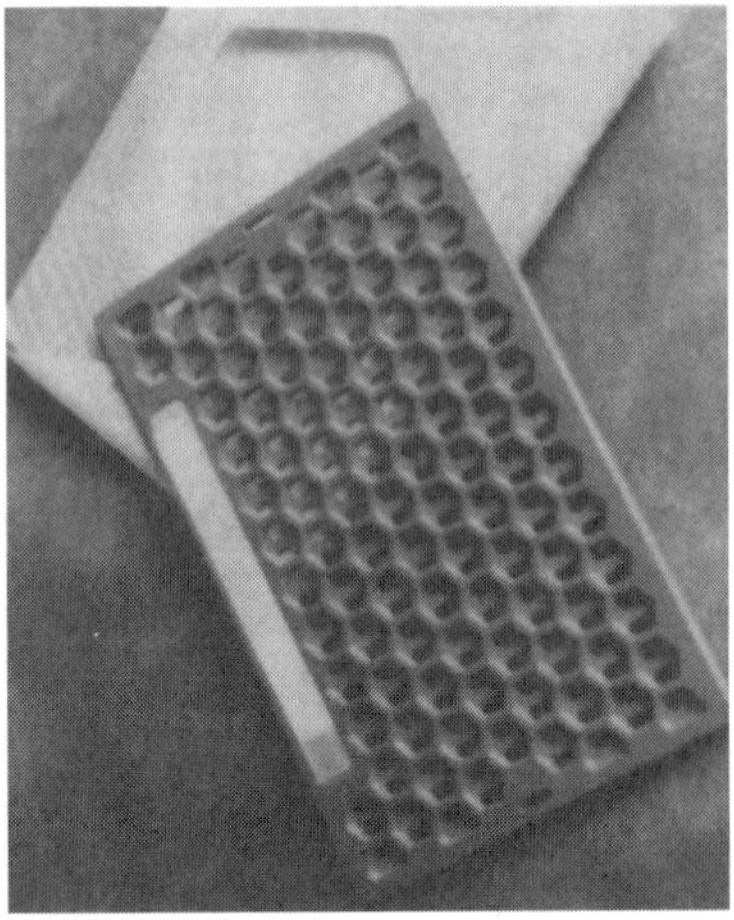

写真１　放射能を利用した冷蔵庫解臭体

　このプロメチウム一四七は、透過力の比較的弱いベータ線しか出さないので、時計にガラスのカバーがはめてあるかぎり、枕元に置いて寝ても、睡眠中に被曝をするなどということはありません。プロメチウム一四七の放射能は三七〇万ベクレル以下で、法の制限を下まわっていますが、使わなくて済むものなら使わないに越したことはありません。この放射性元素の放射能の強さは、二年七か月で半分に減る性質をもっていますが、それでも、一〇年ぐらい経った時計の放射能はまだ二〇万ベクレル程度はあり得ますので、まるで野放しというわけにもいきません。

　夜光時計のほかにも、自然放射能を用いた冷蔵庫の解臭体やタバコのニコチン・アルカロイド・コントロール・プレートなど、知らぬ間に、放射能を利用しているものが結構あります。冷

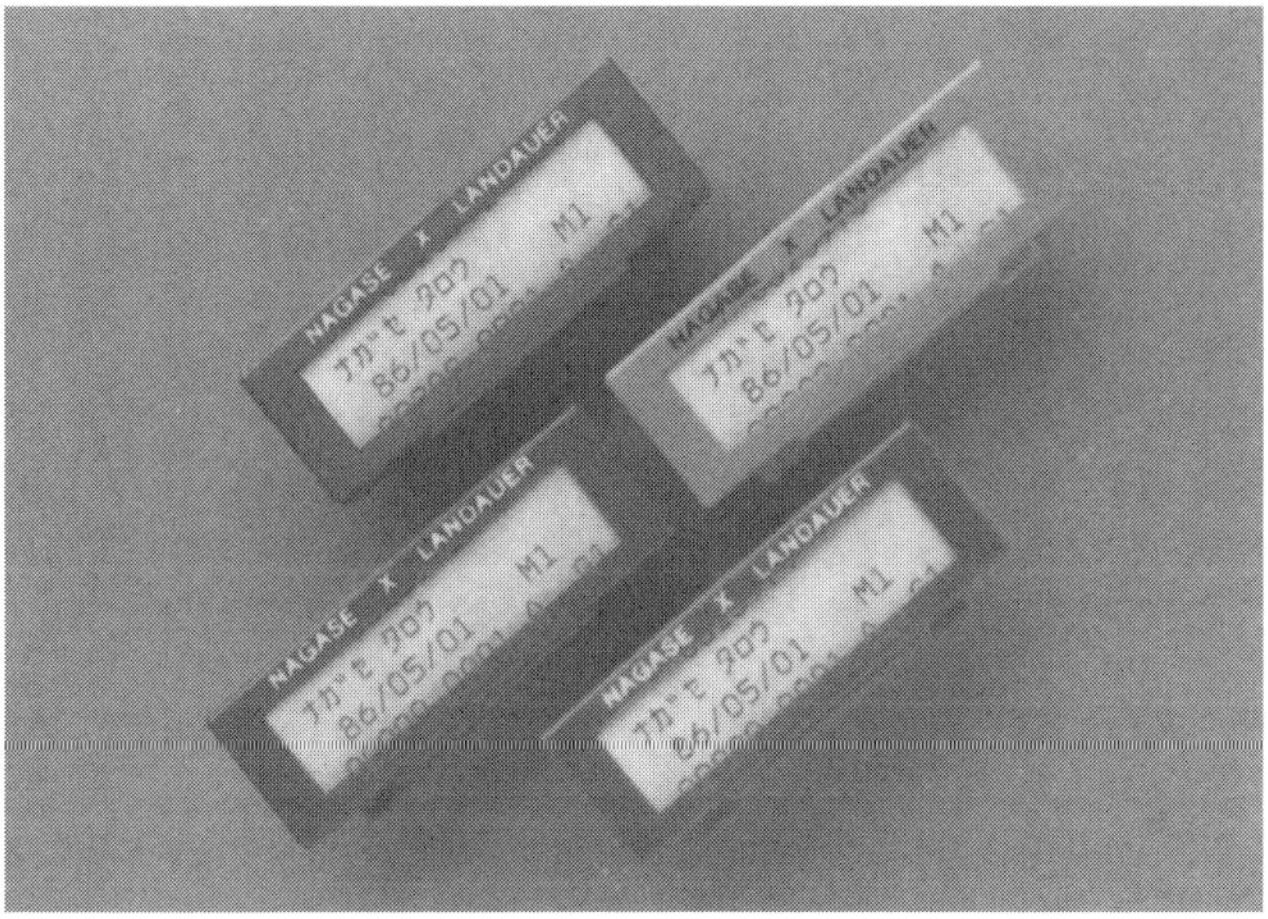

写真３　被曝線量をはかるフィルム・バッジ

蔵庫の解臭体（写真1）はトリウムなどの自然放射性元素を含むもので、それらから放出される放射線によってつくられるイオンの作用で悪臭を分解するということのようです。ガイガー・カウンターを表面にあててみると、一分間四〇〇〇カウント程度の放射線が検出されます。これも法律上の規制以下ですから違法ではありませんが、商品には放射能が使われていることは何処にも書かれていません。タバコのニコチン・アルカロイド・コントロールプレート（写真2）も、フェルトの部分に天然の放射性元素トリウムを含ませてあるのですが、この効用は疑問だらけです。ある放射線技師がこのプレートをタバコの箱に入れて白衣の胸のポケットにしまって仕事をしていました。この技師は、胸にフィルム・バッジ（写真3）という被曝線量をはかる装置をつけていたのですが、バッジ交換の機会にフィルムを現像したところ予想外に黒化していたことから原因がつきとめられたものです。タバコを吸う人は、何とはなしに体に対する悪影響を気にかけていますが、そんなところに目をつけたのでしょうか、この商品は結構売れたようです。この商品にも、放射能が使ってあるという説明書きはどこにもありません。

一九七〇年代後半までは、入れ歯やさし歯などに使う陶製の人工歯にも、天然の放射性元素ウランが添加されていました。「ウッソー」という声でも聞こえそうです。

ウランは、一七八九年のフランス革命の年に発見された元素ですが、それから百年余りのあいだはたいした利用法もなく、せいぜい焼物のうわぐすりにまぜて使われていた程度でした。私が大学院の修士課程で、尿中のウランを測るためにフッ化ナトリウムの錠剤に垂らして焼結し、それに紫外線を照射したときの蛍光特性を利用したことは先に紹介しましたが、焼き物のうわぐすりとしての利用も同じ原理です。ウランを入れて焼き上げると、紫外線を浴びたとき特有の蛍光を発して美しいというわけです。

このことにヒントを得たアメリカのチャールズ・ディーツは、一九四二年、陶製の人工歯にウランを添加し、その蛍光作用によってきれいにみせることを考え、特許を出願しました。これはやがて世界中に普及され、日本の歯医者さんが使う陶歯・陶材にもウランが添加されるようになりました。

陶歯はポースリンとも呼ばれ、一本何万円もする高価な人工歯です。多額の金を払って見た目に美しい人工歯を入れたのはいいとしても、それによって放射線をあびるというのでは困りものです。私は、共同研究者と一緒に、日本で使われている陶歯・陶材中のウラン濃度を分析し、どのくらいの被曝がありうるかを評価しました。その結果、場合によっては被曝は無視しうるようなものではなく、ただちにウランの添加は中止すべきだという結論に達しました。もうすこし詳しいことを知りたい方は、『からだのなかの放射能』（合同出版）を参照してください。とにかく、私たちは、分析・評価の結果を、日本保健物理学会や理工学における同位元素研究発表会などで発表し、放射線防護学の分野でそれなりの権威がある国際的な学術雑誌であるヘルス・フィィジクスにも論文を投稿、注意を喚起しました。イギリスや西ドイツやアメリカでもこのことは問題になっていました。私たちの問題提起のせいかどうか、とにもかくにも、一九八〇年代に入ってから国産の陶歯・陶材を分析した範囲では、すでにウランは添加されていませんでした。

このように、大衆消費材に人知れず含まれている放射性物質についても、私は研究テーマのひとつとして取り組んできたのです。あるとき、菊の紋章をかたどった陶器製の商品の効能を判定してほしいという依頼が私のもとにありました。依頼主の話では、これを風呂に入れたり、はれものなどができている部位にあてがっておいたりすると、たちまち効果があらわれるというのです。

分析してみると、これも天然の放射性元素トリウム鉱石を中に封じ込めたものでした。こんなものに上述したような効能はありません。私がきわめて否定的なコメントをつくって、こんなものの販売はやめた方がいい旨を告げると、依頼主はいたって不満げで、いったい何のために効能の判定を頼んだのかわからないといった風情でした。陶器製の菊の紋章に金色の彩色を施し、桐の箱に入れて売ると、ご老人などに一つ六万円ぐらいで売れるのだということです。「菊のご紋章」「金色」というのが、何かしら不思議なありがたさをかもしだすようです。まるで、「この紋どころが目に入らぬか」という水戸黄門のごとくです。

今後も、放射能を使ったいろいろな大衆消費材が出てくる可能性がありますので、私はひきつづき関心を寄せていくつもりです。

私の研究テーマとの関連で最後にふれておきたいのは、**自然放射線や天然の放射性元素の問題**です。そのうちのいくつかは、第二章以下でくわしく紹介されていますので、ここではひとつだけ、宇宙線の話を紹介しておくことにしましょう。

グラフを見てください。

これは、私自身が毎月被曝した放射線量の変化を示したものです。TDL（熱蛍光線量計・写真4）という個人被曝モニターで測定したものですが、ふだんの月は五〇～一〇〇マイクロシーベルトの値なのに一九八五年八月～九月、一九八六年七月、一九八七年一〇月などは一〇〇マイクロシーベルトをかなり超えていることがわかります。

じつは、これらの月には、ジェット旅客機に乗って海外旅行をしているのです。アムステル

●著者の毎月の被曝線量の変化

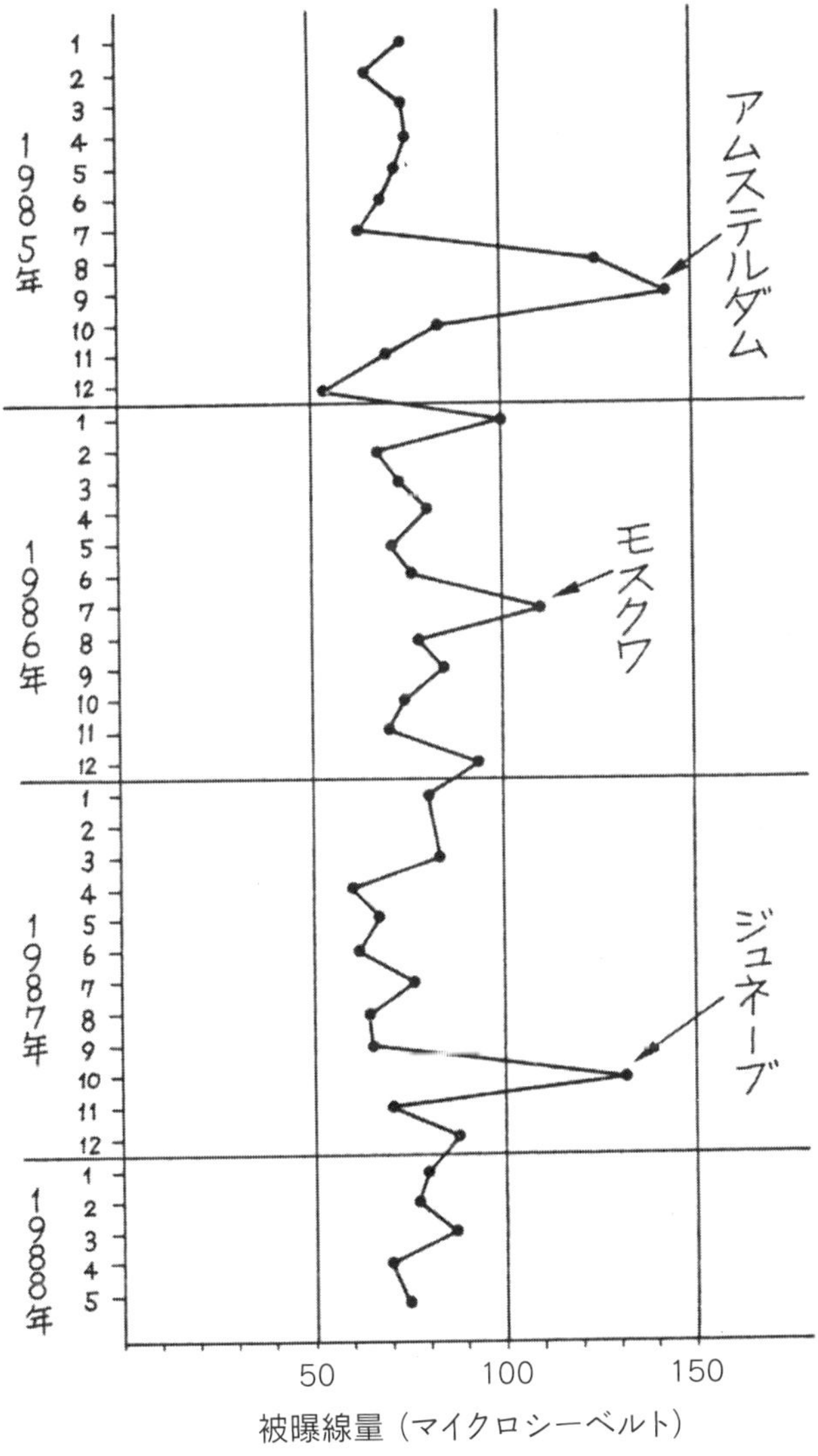

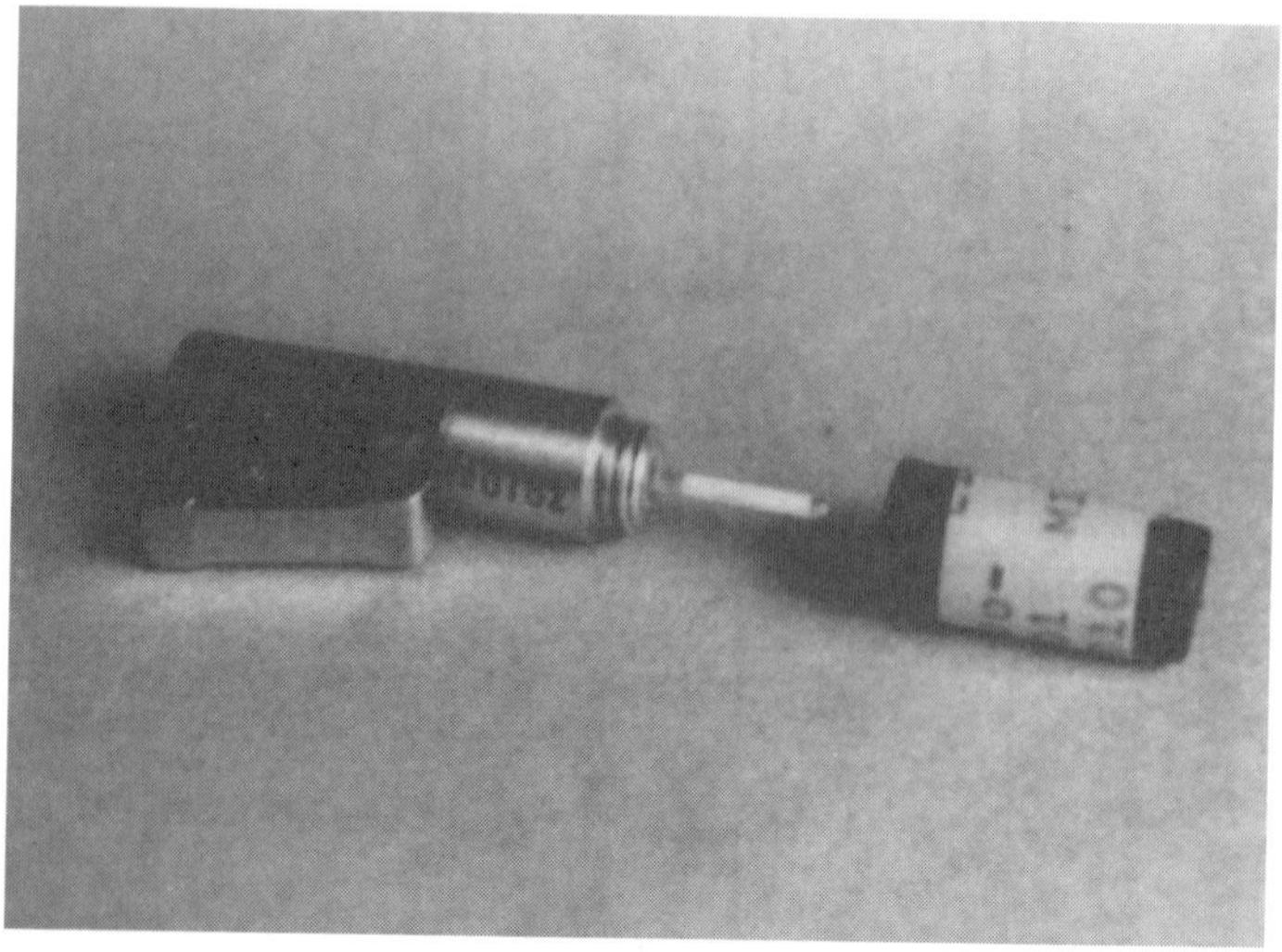

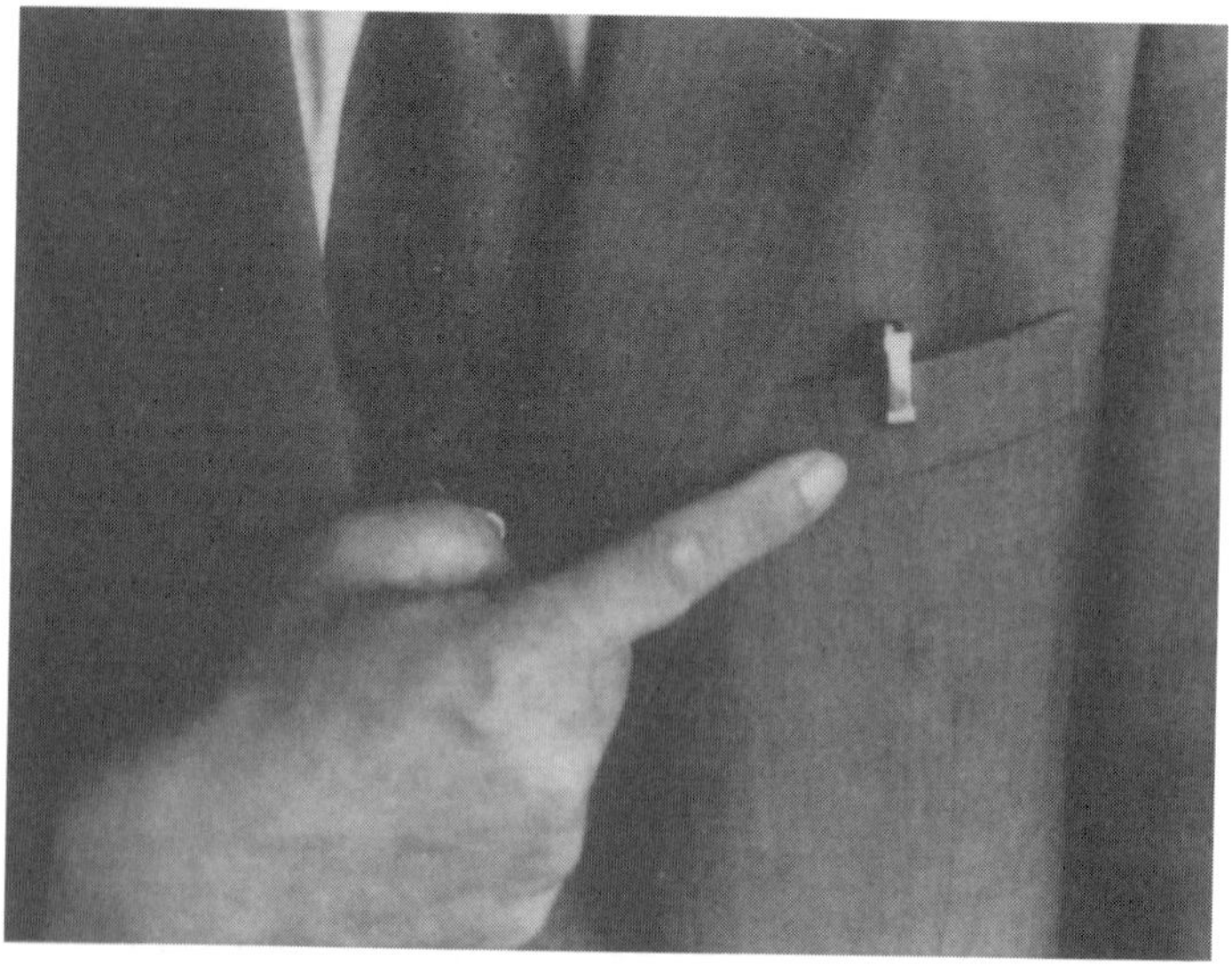

写真４　熱蛍光線量計（上）と胸につけているところ

ダムは国際生化学会議、モスクワは「核実験禁止を求める国際科学者フォーラム」、ジュネーブは欧州国連本部での講義です。

ジェット旅客機に乗ると、地上一〇、〇〇〇メートル位のところを十数時間飛びますので、地表よりも天から降ってくる宇宙線が多いのです。もちろん、行った先の国に滞在しているあいだに被曝する分も入っていますが、上にあげた都市は、日本に比べてとくに放射線レベルが目だって高いわけではありませんので、やはり、行き帰りに乗った飛行機の中で宇宙線を浴びた分が大きな寄与をしていると考えられます。

この例のように、私たちは、放射線を浴びるつもりがなくても、飛行機に乗れば自然放射線をふだんよりも多く浴びてしまうということになります。あとで説明されるように、自然放射線も人工放射線も人体への影響の点では区別がありませんので、ほんとうは、自然放射線もなるべく少ない方がいいのですが、なかには避けられない被曝もあります。私たちが、毎日食物といっしょに体に取り込んでいる天然の放射性元素カリウム四〇による被曝はその最たるものですが、この問題はあとでくわしく説明しましょう。

放射線のレベルは地域によっても違いがあります。関東と関西では、総じて関西の方が地殻の中に含まれている放射性物質の量が多いため、放射線のレベルも高いのですが、そうなると、地域による放射線レベルの差が、それらの地域における癌死亡率の高い低いと関係があるかどうかといった問題も気になります。私は、この問題もかなりくわしく研究しましたので後述したいとおもいます。

以上、私が、放射線防護学の専門家として関心を抱いてきたテーマのいくつかを説明しました。この本が取り上げようとしている食品の放射能汚染の問題も、まさに私の専門領域に直接かかわることです。

どうぞ、放射能のことなんかむずかしくてわかりっこないなどと、初めから決めてかからないでください。別に何の準備も、何の予備知識も必要ありません。問題そのものは、本質的に深刻な内容を含むものですが、なるべく楽しく勉強できるように私も工夫したいとおもいます。ひたいに八の字をつくってウンウンうなるような勉強は、なるべく避けたいですね。この際、「まじめに楽しく」というのが私のモットーですから、この本も、なるべくその線にそって書きすすめたいとおもいます。いっしょに船出してみましょう。

第二章 ❖ 放射能って何だろう

1……原子の名前の表し方

チェルノブイリ原発の事故のときも、ストロンチウム九〇とかヨウ素一三一とかセシウム一三七とかプルトニウム二三九とか、いろいろな原子の名前がマスコミに登場しました。それらは、放射性原子につけられた名前ですから、そういうものだと思っていればそれでいいようなものですが、一応、どういう考えにもとづいて、そんな名前がついているのかを説明しておきましょう。

セシウム一三七を例にとります。

前半の「セシウム」というのは、この原子の「苗字」に相当します。私の名前は「安斎育郎」ですが、「セシウム」は、この中の「安斎」の部分に相当します。自然界には、異なる苗字をもった原子が九〇種類あります。

一番軽いのは、昔のガス風船にも入っていた水素で、一番重いのは、原発や核兵器に使われているウランです。いろいろな種類の原子を小さい順に並べてみると、なんといっても水素が第一番で、ウランはじつに九二番目なのです。「そんな妙なことってないでしょう、だって自然界には九〇種類しか原子がないって言ったばかりなのに、どうしてウランが九〇番目じゃなくて九二番目なんですか?」と、たちまち責められそうです。

じつは、上から四三番目の元素と六一番目の元素は、自然界に存在しないのです。いわば

「欠番」です。四三番目の元素はテクネチウム、六一番目の元素はプロメチウムといい、いずれも人工的につくられて利用されています。しかし、天然の世界にはありません。なぜ自然は途中の二つだけ欠番にするような不公平なことをやったのか、不思議に思うかもしれませんが、じつは、これら二種類の元素は放射能をもっていて、宇宙創造の過程ではつくられたに相違ないのですが、現在までの間に放射線を出して別の種類の元素にみんなかわってしまったと考えられるのです。

●原子のなりたち

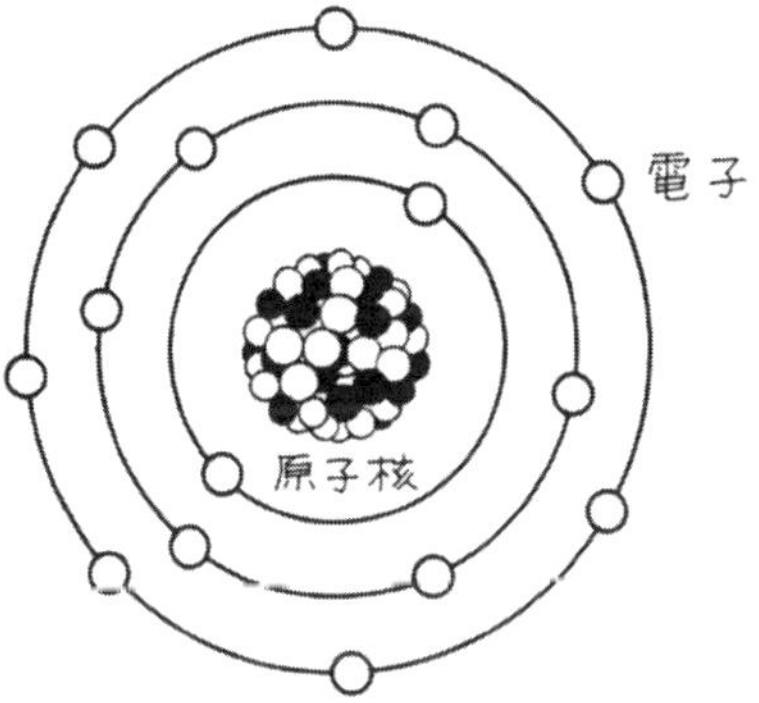

　そういうわけで、自然界には九〇種類の元素があり、それらの元素には名前（苗字）がつけられているのです。セシウムは、上から数えて五五番目の元素につけられた名前です。

　では、苗字のあとについている「一三七」という数字は、何かというと、これは、その原子の「体重」です。じつは、同じセシウム原子のなかにも、体重の違うものが何種類かあるのです。しかも、それは体重が違うだけではなくて、ごくわずかの重さの違いによって、放射能を持ったり持たなかったりするという根本的な違いが現れるのです。したがって、どのセシウム原子を問題にしているのかを正確に表現するためには、元素名の苗字だけではダメで、うしろに体重をつけ加える必要があるのです。たとえば、私は「安斎」ですが、「安斎」と言っただけではわが家にも四人の家族がいるので、どのメンバーを指すのかわかりません。そこで、私の体重（六九キログラムで明らかに太りすぎですが）をつけ加え、「安斎六九」と呼んだら私のことだとわかるという仕組みです。

セシウム一三七の場合、この一三七という数字は、実際には、セシウム原子の中心にある「原子核」に含まれている「陽子」と「中性子」の数の合計です。くわしいことはどうでもいいのですが、この数は原子の重さを非常によく代表しているので、「質量数」と呼ばれているのです。質量数の大きいものほど重い原子だと考えてさしつかえありません。この世で一番軽い原子は「水素一」、一番重い原子は「ウラン二三八」です。

2……放射能って何物か？

さて、原子はその体重によって放射能をもったりもたなかったりすると言いましたが、それでは「放射能」とは何なのかについて説明しましょう。

放射能とは、ある種の原子が、何も手を加えないのに勝手に放射線を出して、まったく別の種類の原子に変わってしまう性質のことです。

ふつうの原子は、ひとりでに別の種類の原子に変わってしまうなどという性質はもっていません。鉄はいつまでも鉄であり、酸素はいつまでも酸素です。元素の種類が勝手に変わってしまうのでは、物騒でしょうがありません。空気中から酸素を吸収していると思ったら、いつの間にか酸素が鉛になっていたなんていうのはいただけません。もっとも、石をひろってきたらいつの間にかダイヤモンドにかわっていたなんていうのは、かえって好都合かもしれませんが……。

人間は、昔、金以外の元素を煮たり焼いたりして金に変えるために「錬金術」というものを研究しました。家財一切をはたいてすっからかんになりながら錬金術にのめりこんで、結局落ちぶれてしまった人もいました。それこそ一攫千金《いっかくせんきん》を夢みて、おびただしい数の人が懸命に努力を払いましたが、結局はすべて徒労でした。ある原子は、煮ても焼いてもやはり他の種類に変わったりしないのです。

ところが、世の中には文字どおり「変わり者」がいるのです。たとえば、セシウム一三七原子は、放っておくと勝手にベータ線やガンマ線をだしてバリウム一三七という別種の原子に変わってしまいます。「変なやつ」ということでしょう。

このように、放っぽっておくとセルフサービスで放射線を出して別の原子に変化する性質のことを「放射能」とか「放射性」というのです。セシウム一三七は、放射線をだしてバリウム一三七に変わると、もう放射能をもたなくなります。バリウム一三七は、それ以上変わることはありません。この場合、セシウム一三七を「放射性核種《かくしゅ》」、バリウム一三七を「非放射生核種」と呼びます。　ヨウ素一三一を第二の例にとりましょう。この放射性元素は、チェルノブイリ原発事故で大量に環境中に放出されました。今までの原子炉事故をふりかえってみると、一九五七年十月七日に大火災事故をおこしたイギリスのウィンズケール炉の場合が、ヨウ素一三一を二万キュリー放出した最悪のケースでした（「キュリー」というのは放射能の強さを表す古い単位ですが、現在使われている「ベクレル」という単位とともに、あとで整理します。ここでは事故当時使われていた古い単位のまま紹介しておきます）。この原子炉は、核兵器の材料であるプルトニウム二三九という人工元素を生産するための軍事用原子炉だったのですが、原子炉内の黒鉛（グラファイト）という材料に蓄積されるウィグナー・エネルギーという余分のエネルギーを放出させてやる作業に失敗して、大火災をおこしてしまったのです。結局、風下方向の幅一六キロメートル、長さ五〇キロメートルの地域で牛乳の出荷や飲用が禁止される措置がとられました。

チェルノブイリ原発では、ヨウ素一三一は、実にこの七〇〇倍にも相当する一四〇〇万キュリー程度が放出されました。この事故がいかにひどい事故だったか、おわかりでしょう。

このヨウ素一三一は、人間の体内に入ると、喉のところにある甲状腺という臓器に集中的に取り込まれます。甲状腺は目方がわずか二〇グラムほどの小さな臓器ですが、甲状腺ホルモンをつくっています。甲状腺ホルモンはヨウ素原子を含むアミノ酸の一種で、代謝作用の活性度に関係しています。このホルモンがあまり過剰になると喉がはれて、眼球突出を伴うバセドウ氏病になります。ヨウ素が不足するとこのホルモンが十分つくれなくなり、クレチン病と呼ばれる病気がおこります。カエルの場合にはこのホルモンがオタマジャクシからカエルへの変態を促す作用があるので、オタマジャクシに甲状腺ホルモンを作用させると小さな姿のカエルができ上がります。

さて、原発事故で出たヨウ素一三一という放射性原子は、これもベータ線やガンマ線を出してキセノン一三一（＝ゼノン一三一とも言う）という非放射性の原子に変化します。甲状腺にたまったヨウ素一三一は、キセノン一三一に変わるときに放出するガンマ線やベータ線を甲状腺に浴びせかけ、甲状腺癌や甲状腺結節などの障害を誘発する原因になります。チェルノブイリ原発事故では、〇歳〜一八歳の人々に六〇〇〇人をこえる甲状腺癌が発生し、二〇年間で一五人ほどが亡くなりました。

第三の例としてストロンチウム九〇をとってみましょう。この放射性原子もチェノブイリ原発の事故で二二万キュリーぐらい環境中に放出されたと言われています。

ストロンチウム九〇は、ひとりでにベータ線を出してイットリウム九〇という原子に姿を変えます。ところが、イットリウム九〇は、まだ放射能をもっていて、それ自身がさらにベータ線を出し、ジルコニウム九〇という原子に変わります。ジルコニウム九〇は非放射性で、それ以上放射線を出すことはありません。

●ウラン238（半減期：45億年）の系列崩壊

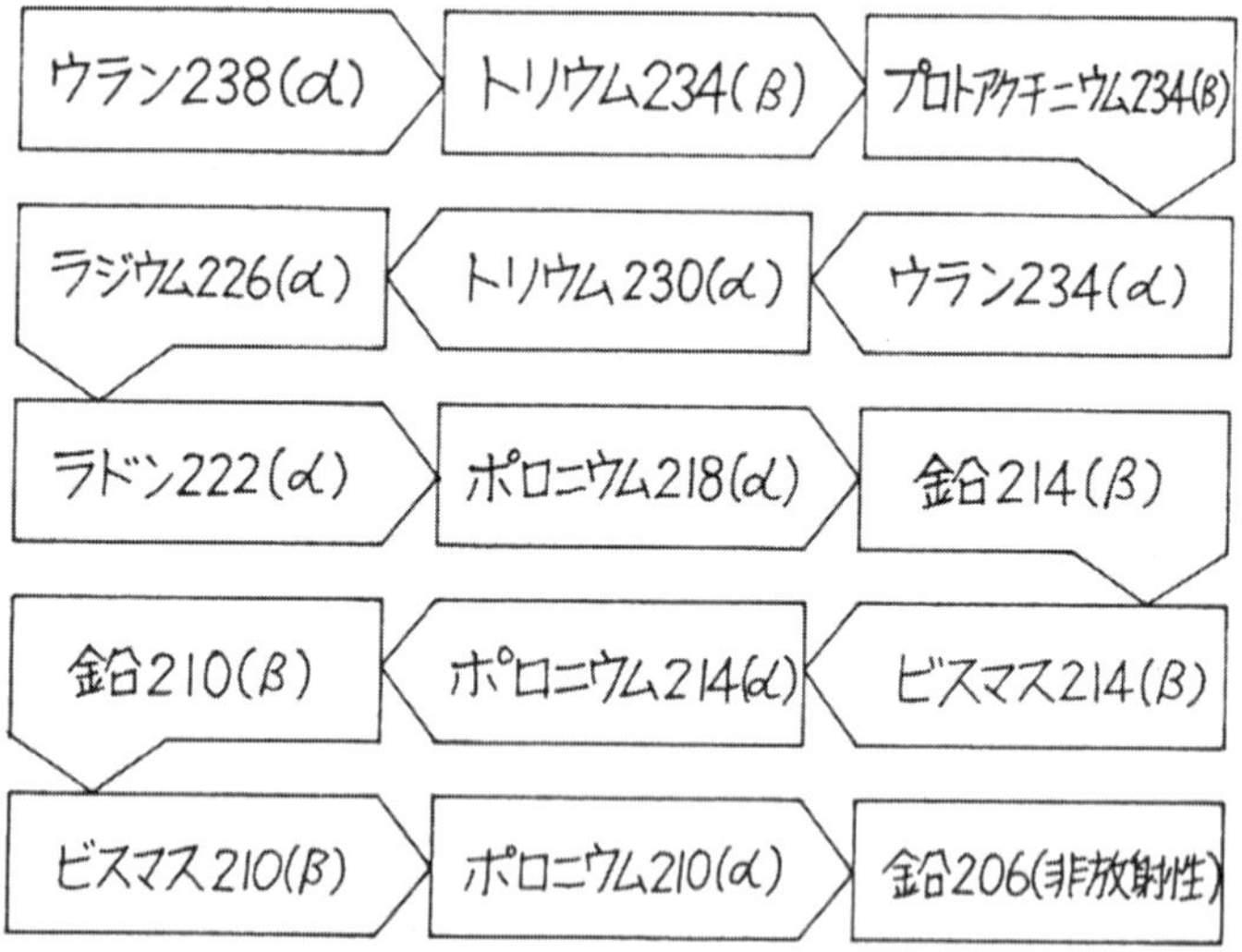

このように二段構えの放射線放出をするので、ストロンチウム九〇を体内に取り込むと、体は、ストロンチウム九〇が出すベータ線だけでなく、イットリウム九〇の出すベータ線も被曝することになります。ストロンチウムは体内に入ると、カルシウムと同様、骨に集まります。骨に入り込んだストロンチウム九〇はなかなか骨から出ていかず、長い間そこに居座りますので、その間にイットリウム九〇→ジルコニウム九〇と変化していき、骨に被曝を与えて造血作用などに影響を及ぼします。

ところが、ストロンチウム九〇の二段構えぐらいで驚いているわけにはいきません。上の図を見てください。ウラン二三八は、天然に産するウランの九九・三％を占める原子で、自然界で一番重い原子です。アルファ線、ベータ線……とつぎつぎに放出しながら姿を変えていき、ついにはどん尻の鉛二〇六になってやっと落ち着きます。ですから、ウラン二三八を体の中に取り込むとまことにやっかいで、これらのアルファ線やベータ線をつぎつぎに浴びせかけられ、セシウム一三七の場合などとは比べものにならないほどのダメージを受けることになります。

もっとも、この系列の七番目に出てくるラドン二二二という怪獣の名前のような放射性元素はガス状ですから、血流から肺に達して一部は体外に放出されてしまいます。したがって、全部が全部最後の鉛二〇六まで体内に居座りつづけるわけではありませんが、それにしてもたいへんやっかいな放射性原子です。

ストロンチウム九〇やウラン二三八のように、一回の放射線放出で済まずにつぎつぎと放射線を出して姿を変えていく場合、この現象を「系列崩壊」と呼んでいます。

いずれにしても、ある種の原子が勝手に放射線を出して別の種類の原子に変わる性質が「放射能」です。「放射能」は、また「放射性」とも呼ばれます。ですから、「放射能を浴びる」という言い方は適当ではないことがわかります。なぜなら、私たちは、ある物の「性質を浴びる」わけにはいかないからです。私たちが浴びるのは、放射能をもった原子が別の種類の原子に変わるときに「蟬《せみ》のしょんべん」みたいに出す放射線の方です。蛇足ですが、「蟬のしょんべん」と言っているものは、実は樹液をためた袋の収縮によって樹液が噴出されるので、しょんべんでありません。だから浴びても平気ですが、放射線の方は危険を伴うので、たいへんやっかいです。

3……放射線のいろいろ

では放射能をもった原子から放出される放射線というのは何でしょうか?

放射線とは、電子とか光子とか陽子とか中性子とかアルファ粒子とかいった粒子がすごい速さで飛んでるもののことです。もっと端的に言うと、「高速で運動する素粒子およびその複合体」ということになります。

蛍光灯ランプから出る光や太陽の光線も、放射線です。それらは「光子（フォトン）」が飛んでるものです。しかし、ふつう私たちは、電灯の下で勉強しているとき「放射線を浴びている」とは言いません。それは、このような可視光線は「たちのいい放射線」だからです。可視光線だって海水浴のときのようにあんまり強烈に浴びすぎると皮膚に火ぶくれができたりしますから、完全に無害なわけではありません。でも、可視光線を浴びて癌になるなどということはありません。

こうした「たちのいい放射線」に比べて、「たちの悪い放射線」こそが私たちにとって問題です。その代表格にあるのが、アルファ線やベータ線やガンマ線です。これらの放射線は、電離作用をもっているのが特徴です。電離作用というのは、原子から電子を引き離す作用のことです。私たちの体はおびただしい数の細胞でできていますが、ひとつひとつの細胞は、ものすごい数の原子が集まって形成されています。原子は互いに手をつなぎあって複雑な化合物をつくり、全体として絶妙な生体機能を発揮しています。「たちの悪い放射線」は、原子と原子の結びつきのなかだちになっている電子をはじきとばし、分子をちょん切ってしまったりします。するとその原子はまっとうな機能を果たせなくなり、調和の上に成り立っている細胞の機能を狂わせ、悪い結果をもたらしてしまいます。原子から電子をひきはがす性質をもっているかどうかが、放射線が悪さをするかどうかにとってたいへん大切なので、電離能力をもつ放射線のことを「電離放射線」と呼び、とくに法律上も取り扱いを規制してるのです。アルファ線やベータ線やガンマ線は、いずれも「電離放射線」であり、可視光線とかテレビ、ラジオの電波とかは、いずれも「非電離放射線（ＮＩＲ）」です。最近、非電離放射線の生体への影響の問題も研究が進みつつありますが、私たちが食品の放射能汚染との関係で問題とするのは、なんといっても電離放射線の方です。

さて、アルファ線というのは、プラスの電気をおびたアルファ粒子の高速の流れです。じつは、アルファ粒子は、プラスの電気をおびた陽子という素粒子と、電気的に中性な中性子という素粒子が二個ずつ寄せ集まって構成されています。陽子二個と中性子二個のかたまりがすごい勢いでぶっとんでいるもの——これがアルファ線です。

アルファ線が体の中をつっ走ると、なにしろプラスの電気をおびていますから、原子核のまわりをめぐっている電子を引き寄せて原子からひっぱがしてしまいます。アルファ粒子は、電子に比べると目方が七〇〇〇倍程度も重いので、まるで重戦車が三輪車でも蹴ちらすごとく突き進んでいきます。その通り道に沿って、まわりの原子から電子が引きはがされてくるのです。アルファ粒子に吸い寄せられて原子から離脱してきた電子は、それ自身がものすごい勢いで飛んできますから、ほかの原子の電子をはねとばし、二次的に電離を拡大する役割も果たします。

アルファ線はあまり遠くまで飛べません。たとえば、ウラン二三八が出すアルファ線は、空気中で二・七センチぐらいしか飛べませんし、体の中では一ミリの四〇分の一ぐらい進んで止まってしまいます。一ミリの四〇分の一といえば細胞一個〜数個分にすぎません。

空気中でさえ二〜三センチしか飛べないということは、アルファ線を出す放射性核種が体の外にある限りでは、アルファ線は空気中で止まってしまって体まで届かないので、被曝の心配はありません。ところが、いったんそうした放射性核種が体の中に入ってくると、アルファ線が出るたびに、その通路にあたる細胞がものすごいダメージを受けます。

アルファ線がわずか一ミリの四〇分の一しか飛べないということは、その短い距離を進むあいだに、自分がもっているエネルギーを全部使い果たして、まわりの細胞を破壊するということです。私たちは、ややもすれば、遠くまで飛んでいく放射線の方が透過力の強いこわい放射線だと安易に考えがちですが、遠くまで飛べるということは、逆に考えれば素通りしているということであって、途中でエネルギーを使ってまわりの物質を破壊してしまわないということです。したがって、アルファ線のように「太く短く」生きる放射線は、その短い飛距離のあいだに全エネルギーを使い果して破壊の限りを尽くすわけですから、通過路の細胞は決定的な被害を受けるのです。

ベータ線はどうかというと、これは飛距離も破壊力も中位です。ベータ線というのは、電子の高速の流れです。ふつうの電子はマイナスの電気をおびていますので、それが飛んでいくと、その近くの原子に所属している電子がマイナスとマイナスで反発しあってはねとばされ、電離されます。こうして電離されて飛びだした電子は、それ自身もほかの原子を電離してダメージを拡大していきます。

ベータ線を出す放射性核種はじつに多種多様で、それぞれにずいぶんエネルギーの違うベータ線を出します。水素三（トリチウム）という放射性原子が放出するベータ線は、いわばヒョロヒョロ玉で、体の中では一ミリの二五〇分の一ぐらいしか飛べません。アルファ線よりずっと飛距離が短いのです。ところが、たとえばイットリウム九〇のベータ線となると、生体中でも最大一センチ程度飛びます。空気中でも最大七～八メートルは飛べるのです。

だから、ひと口にベータ線の透過力は「中位」と言っても、じつは放射性核種によってマチマチであり、アルファ線より透過力が小さいものから、アルファ線の何百倍も飛べるものまであるのです。

透過力の強さという点では、ガンマ線がチャンピオンです。ものによっては、空気中で何千メートルも飛んでいきますが、その分、破壊力は弱いのです。人間の体にガンマ線が当たった場合、アルファ線のように集中的にエネルギーを使い果たすのではなく、いわばまばらに傷をつくることになります。そのかわり、広い範囲にいる人がガンマ線の被曝を受ける可能性があります。

このように見てくると、アルファ線、ベータ線、ガンマ線それぞれに悪さをするものの、その仕方にはずいぶん違いがあることがわかります。アルファ線のように、被曝した人のわずか数個の細胞がひどいダメージを受けるか、はたまたガンマ線のように、広い範囲の人がちょぴっとずつダメージを受けるか、あるいはベータ線のようにその中間をいくか、放射線の種類によってかなり違いがあります。私たちは、アルファ線もベータ線もガンマ線も、それぞれにこわがる必要があるのですが、いわば、放射線の種類によって、こわがり方が違うのです。個々の放射線の性質を見きわめ、それぞれの放射線に見合ったこわがり方や防護の仕方を心得る必要があるということになります。

4……放射能の強さの単位

以上で、「放射能」と「放射線」の基本がわかりましたので、いよいよ、これらを量的に表す方法を学びたいと思います。放射線は目にも見えず、においもしないので、無関心でいると無限に無関心でいられますし、反対にこわがるとやたらに無気味で無限にこわいような気分になります。たしかに、放射線はおっかないのですが、その程度は量によりけりです。そこで、まず、放射能の強さを表す単位「ベクレル」から整理しましょう。

ベクレルなどという単位は、チェルノブイリ原発の事故がおこるまでは、一般のお母さんたちにほとんど無縁の単位でした。しかしヨーロッパからの放射能汚染食品の輸入について厚生省が「セシウム一三四とセシウム一三七の放射能が食品一キログラムあたり三七〇ベクレルをこえるものは、輸入を許可しない」といった基準を発表して以来、この単位はたいへん有名になってしまいました。

一ベクレルというのは、放射性原子が一秒間に一個の割合で別の種類の原子に変わりつつある場合の放射能の強さです。「一秒一発一ベクレル」ですから、たいへん覚えやすいでしょう。何か交通標語みたいです。「注意一秒けが一生」、「一秒一発一ベクレル」……。

たとえば、厚生省の輸入許可基準ぎりぎりいっぱいで汚染されている食品を目の前に一キログラムもってくると、その食品の中では一秒間に三七〇個のセシウム原子がバリウム原子に変わりつつ」あります。一秒一発一ベクレルですから、三七〇ベクレルなら一秒に三七〇発というわけです。もちろん、「三七〇分の一秒の間に一発」と考えても結構ですが、それは同じことですね。

この場合、ちょっと注意しておくことがあります。ベクレルの定義は、あくまでも、一秒の間に何個の原子が別の原子に変わりつつあるかということにもとづいていますから、「何発放射線を出すか」には関係ありません。「そんな変なことあるかいな。放射能をもった原子が別の種類の原子に変わるときには必ず放射線を放出するんやさかい、一秒間に変化する原子の数は、その一秒間に放出する放射線の数といっしょと違いますかいな?」と質問が聞こえそうです。でも、それは、違うのです。

たとえば、ストロンチウム九〇を例にとってみると、これは、イットリウム九〇に変わるときに一本のベータ線を放出しますから、この場合は、明らかに、「変化する原子数=放出される放射線の数」です。こういう場合なら、「一ベクレルは、一秒間に一発放射線を出している場合の放射能の強さ」と定義してもよさそうです。しかし、世の中そんな簡単にはいきません。

例をコバルト六〇という放射性原子にとってみましょう。この原子は、ニッケル六〇に変わるたびに、ベータ線を一本とガンマ線を二本放出します。だから、一ベクレルのコバルト六〇は毎秒三本の放射線放出を意味します。コバルト六〇という放射性核種は、病院で癌の治療用線源としても用いられますし、大学や研究所でも、しばしば、照射用の線源として利用されています。天然の世界にあるコバルトは「コバルト五九」ですが、これを原子炉の中に入れて中性子をぶつけてやると、中性子一個を吸収して放射能を帯びたコバルト六〇ができます。この核種は、また、原発で働く労働者の被曝原因としても有名です。原子炉の構造材には鉄が使われますが、鉄の中にはごくわずかコバルトが不純物で含まれています。原子炉を運転すると中性子が飛びかいますので、このコバルトは中性子を吸収してコバルト六〇となり、原子炉の冷却水中に溶け込んでパイプの中をめぐり、労働者にガンマ線を浴びせかけます。一九八一年には、福井県の敦賀原発で一般排水路からコバルト六〇などを含む放射性廃液が浦底湾に漏れた事故があり、日本原子力発電株式会社がこの事実をひた隠しに隠していたので大きな社会問題になりました。

コバルト六〇は、また、原爆の炸裂に伴って周囲のコンクリート中の鉄筋に含まれるコバルトがコバルト六〇に変えられることによっても生じました。したがって、広島でも長崎でも、爆心地近くの鉄材中にはコバルト六〇が生成され、これを測定することによって逆に中性子線の線量を推定したりしました。

このコバルト六〇の例に代表されるように、変化する原子の数と放出される放射線の数とは必ずしもイコールではないのです。ベクレルは、あくまでも、毎秒何個の原子が別の種類の原子に変わるかという数にもとづいて定義されており、同じベクレルの放射能だからといって同じ数の放射線を出すとは限りません。

具体例をみてみましょう

❶ 私たちの体の中には、いろいろな自然の放射性核種が含まれていますが、体重六〇キロ

グラムの人だと、二五〇〇〜三〇〇〇ベクレルの炭素一四をもっています。この原子は、宇宙線の作用で空気中の窒素原子が核反応をおこし、大気上空でこの瞬間にもつくり出されているものです。それは、空気中の酸素と結びついて放射性の炭酸ガスとなり、植物の炭酸同化作用に利用されてジャガイモにでもスイカにでも移行しますから、それを食べることによって人間の体の中にも入り込んでいます。体内でベータ線を出して、炭素一四は結局もとの窒素一四に逆戻りします。二五〇〇〜三〇〇〇ベクレルということは、毎秒それだけの数の炭素一四原子が私たちの体の中でベータ線を出していることを意味しますから、一時間あたりにすれば、じつに、一〇〇〇万発にも相当します。痛くもかゆくもないので知らん顔をしていますが、聞いた途端、何かむずむずしませんか？

❷ 科学の上では、たとえ一ベクレルでも放射能は放射能ですが、法律上はちょっと扱いが違います。もし、一ベクレルでも放射能をもつものはすべて放射性物質として規制対象にするとすれば、私たちの体だって炭素一四やカリウム四〇やルビジウム八七などの放射能をもっているので、みんな規制を受けなければならなくなります。

そこで、法律上は、あるところに線を引いて、そのレベルを超えないものは、自然科学的には放射性物質であっても、法律上は放射性物質とみなさないことにしてあります。法律は、この場合、「密封された線源」と「密封されていない線源」とに分け、それぞれについて基準を決めてあります。

非密封線源の法律上の放射能の定義

群	種類	数量
第1群	ストロンチウム90およびアルファ線を出す放射性種類	3,700ベクレル
第2群	物理的半減期*が30日をこえる放射性核種。ただし、水素3、ベリリウム7、炭素14、いおう35、鉄55、鉄59および第1群を除く。	37,000ベクレル
第3群	物理的半減期が30日以下の放射性核種およびいおう35、鉄55と鉄59。ただし、ふっ素18、クロム51、ゲルマニウム71、タリウム201およびアルファ線を出すものを除く。	370,000ベクレル
第4群	水素3、ベリリウム7、炭素14、ふっ素18、クロム51、ゲルマニウム71およびタリウム201	3,700,000ベクレル

（注）＊物理的半減期とは、放射能の強さが半分に減るのに必要な時間。ストロンチウム90は28年、水素3は12.3年、炭素14は5730年など。

たとえば、密封された放射性物質の場合三七〇万ベクレルまでは放射性物質とはみなされません。注意してください。「三七〇ベクレル」ではなく、「三七〇万ベクレル」です。「何とまあ!」と感じますか? このレベル以下の密封線源なら、何個もっていても放射性物質としての規制はうけません。

密閉されていない線源(非密封線源)については、放射性核種の危険度に応じて四つに分類されており、第一群から第四群まであります。くわしい説明は省略しますが、第一群は最も危険度の大きい放射性核種で、第四群にいくに従って危険度が小さくなり、その分、放射能とみなすレベルが大きくなっていきます。

ところで、法律上は、濃度についてのとりきめもあり、物質一グラムあたり七四ベクレル(=一キログラムあたりにすると七四、〇〇〇ベクレル)をこえなければ、やはり放射性物質とはみなされません。だから、総量としては前頁の表の値をこえていても、濃度がこえていなければ、それでもOKなのです。たとえば、セシウム一三七を一キログラムあたり三七〇ベクレルを含むヨーロッパ産の小麦粉があったとすると、この核種は半減期三〇年ですから、分類上では第二群に属します。数量のうえでは三七、〇〇〇ベクレルをこえると法律上も放射能とみなされるので、この小麦を一〇〇キログラムをこえて扱うとそのレベルをこえてしまいますが、濃度の基準(一キログラムあたり七四、〇〇〇ベクレル)を満たしていないので、この汚染小麦粉をいくら大量に扱っても法律上は放射性物質としての規制対象外です。

❸ チェルノブイリ原発事故や福島原発事故の時に環境中に放出されたヨウ素一三一の放射能は、ベクレル単位で言うと五〇〇ベクレルをこえます。「京」というのは「兆」より三けた上の単位で、日常生活ではほとんど使われることのない巨大な単位です。「一秒一発一ベクレル」はたいへん端的で覚えやすい単位なのですが、こういう大きな放射能を表現するときには往生します。

むかしは、「キュリー」という単位が使われましたが、これは「ラジウム一グラムがもつ放射能の強さを一キュリー」として定義されたものです。単位名称のキュリーは、当然、天然放射性元素であるラジウムを発見したマリー・スクロドフスカ・キュリー夫人の名に由来するものですが、当時はまだ放射能という現象の本質がわかっていなかったものですから、便宜的にラジウム一グラムの放射能などという、あまり一般的ではない決め方をしたのです。あとで調べた結果、ラジウム一グラムの放射能は、およそ三七〇億ベクレルというとてつもないレベルであることがわかりました。この単位なら、チェルノブイリ原発事故で放出されたヨウ素一三一の放出は一、四〇〇万キュリー程度となり、私たちが日常的に使う桁の中におさまります。しかし、「一秒間に三七〇億個の放射性原子が別の原子に変わっているときの放射能」などといういかにも中途半端な値を一キュリーなどという基準にとる論理的な理由は何もないので、今ではこの単位は国際的にも使われない方向に進んでおり、新しい単位「ベクレル」が基本に据えられています。日本の計量法なども改正され、ベクレル単位を基準単位としています。

5……被曝線量の単位（シーベルト）

つぎに、放射線を浴びたときに私たちが受ける被曝線量の単位についてまとめてみましょう。まず、「シーベルト」という単位を学びましょう。

これは、私たちが放射線を浴びたときどれくらいの被害を受けるかを表す単位で、この単位で表せば、アルファ線だろうがベータ線だろうがガンマ線だろうが、たとえば「一シーベルト浴びた」と言えば放射線の種類にかかわりなく同程度の被害を受けると考えていいのです。アルファ線とガンマ線とでは、生体の細胞に微細な傷をつけるメカニズムもずいぶん違いますが、シーベルトで表せば、同じシーベルト値なら同じ生物学的障害度と考えてOKです。一シーベルト浴びれば、自然放射線を一シーベルト浴びようが人工放射線を一シーベルト浴びようが、体の外から一シーベルト浴びようが体の中から一シーベルト浴びようが、被害の程度は同じというわけです。ずいぶん便利な単位ですが、元々、異なる種類の放射線を浴びた場合でも、生体が受ける被害の程度を共通に表現できるような単位として考案されたものですから、いわばあたりまえのことなのです。

じっさいのところは、放射線の種類が違えば、人体の各臓器の中での放射線エネルギーの吸収のされ方などがかなり違うので、生物学的な障害度を正確に比較することはそんなに易しいことではありません。だから「同じレム値なら障害度は同じ」というのも、「だいたいそんな

レム	シーベルト
100レム	1シーベルト
1 レム	0.01シーベルト =10ミリシーベルト
0.1 レム =100ミリレム	1 ミリシーベルト
1ミリレム	0.01ミリシーベルト =10マイクロシーベルト

ものだ」というふうに受けとめておいてください。レムで表される被曝線量は、正式には「線量当量」と呼ばれています。つまり、レムは線量当量の単位です。

人間は、およそ七シーベルトの放射線を一度に全身に浴びると、だいたい一か月以内に急性放射線障害で死にます。これを全致死線量とか一〇〇%致死線量といい、記号でLD一〇〇などと表現します。LDというのは、致死線量を表す英語の Lethal Dose の頭文字です。半数の人が一か月以内に死ぬ半致死線量（LD五〇）は、およそ四シーベルトと言われていますが、広島・長崎の被爆者について近年見直しがおこなわれたところ、もっと低いらしいということが示唆されています。しかし、チェルノブイリ原発の事故による被曝者のデータは、もっと高い水準を示唆しています。なぜ違うのでしょうか？

原爆の場合は、放射線だけを浴びるのではなく、熱線や爆風の被害も重なりますし、ろくな医療も施せない状況にありました。その点、チェルノブイリの場合は、ほとんど純粋に放射線だけの被曝事例ですし、医療の面でも広島・長崎の原爆被災の頃とは雲泥《うんでい》の差の高度医療を供給することができます。この違いが、半致死線量にも影響を与えているのです。施される医療の水準や栄養状態、同時に襲いかかる他の要因の有無などによって、致死線量の値が違ってくることがおわかりでしょう。

一昔前までは、このシーベルト単位ではなく、レム（rem）という単位が使われていました。一シーベルト＝一〇〇レムという換算で言い替えるだけですから、別にどうということもないのですが、この古い単位で表せば、人間の全致死線量は七〇〇レム程度ということになります。しかし、食品の放射能汚染による私たちの被曝を考えるような場合には、シーベルトは大きすぎる単位なので、一シーベルトの一〇〇〇分の一の「一ミリシーベルト」とか、そのまた一〇〇〇分の一（つまり一〇〇万分の一シーベルト）の「一マイクロシーベルト」という単位を使います。この本では主としてこれらの単位のごやっかいになります（レムという旧単位で表したい場合は、前頁の換算表をご覧下さい）。

＊参考（ここはバイパスして、先に読み進めてもOKです）

放射性核種	ラム値（＝1キュリーの線源から1メートルの点での1時間あたりの照射線量、レントゲン）
コバルト60	1.32
ヨウ素131	0.22
セシウム134	0.87
セシウム137	0.31
イリジウム192	0.48
ラジウム226	0.825

放射線の線量を表す単位には、レムのほかに「レントゲン」とか「ラド」とか「グレイ」という単位も使われてきました。簡単に解説しておきましょう。

①レントゲン（R）

この単位は、エックス線とガンマ線についてのみ使われる「照射線量」の単位です。ベータ線やアルファ線など、他の種類の放射線には決して使いません。要するに、エックス線やガンマ線がどれだけ当たっているか（照射されているか）を表すもので、体が受ける被害を表すものではなく、その場所にどれだけの量のエックス線やガンマ線が来ているかを表現する単位です。「一キュリー（三七〇億ベクレル）のガンマ線源から一メートル離れたところに一時間つっ立っていると何レントゲンの照射があるか」という値は、むかし「ラム（＝Rhm）値」としてよく使われました。有名な放射性物質についてのラム値を紹介すると、表のとおりです。

この表のうち、イリジウム一九二という放射性核種は、産業現場で非破壊検査（NDI）用のガンマ線源として使われているものです。非破壊検査というのは、製品を破壊することなく内部の欠陥《きず》などを調べる方法で、イリジウム一九二から出るガンマ線を用いたレントゲン写真も有力な手段のひとつです。現場では一〇キュリー（＝三七〇〇億ベクレル）をすこし下まわる程度の放射能をもつイリジウム一九二線源が利用されています。

この表の値が大きいということは、それだけガンマ線の照射線量が多い危険度の高い線源であることを示します。たとえば、コバルト六〇（ラム値＝一・三二）は、セシウム一三七（ラム値＝〇・三二）よりもガンマ線を浴びせかける能力の点ではずっと危険な核種です。

ところで、一レントゲンの照射線量がある場所に人間がいると何レムあるいは何シーベルトの被曝を受けるのでしょうか？　おおざっぱに言えば、「一レントゲンの照射があると一レム被曝する」と考えていただいて結構です。うんとエネルギーの低い（＝波長の長い）エックス線やガンマ線の場合にはすこし複雑になりますが、通常問題となる程度のエネルギーの範囲では、一レントゲンで一レムと考えてOKです。たとえば、セシウム一三七の場合なら、一キュリーから一メートルの所で〇・三一レム／時の被曝ということになります。線源から一メートルのところで、一時間に七〇〇レムという全致死線量を浴びるには、

700 ÷ 0.31 ＝ 2260 キュリー

のセシウム一三七線源が必要です。これは八三兆五五〇〇億ベクレルに相当します。

もうひとつつけ加えますと、放射性物質に近づくほど被曝は距離に反比例して増大するという問題です。たとえば、コバルト六〇の一キュリーの線源から一メートルの所で一時間に一・三二レムの被曝がある場合、一〇メートルの所まで遠ざかると、距離が一〇倍になったので、被曝線量は「一〇の二乗分の一」、つまり、一〇〇分の一に減弱します。二倍離れれば四分の一、三倍離れれば九分の一、五倍離れれば二五分の一……というぐあいです。

では、逆に、一メートルの点からもっと線源に近づいていったらどうかというと、当然被曝は増えてきます。五〇センチの所まで近づけば、距離が二分の一になったから逆に線量は四倍に増大します。もっと近づけばもっと増えますが、あんまり線源に近づくと「距離の二乗に反比例する」という法則は成り立たなくなります。この法則は、しばしば、「距離の逆自乗則(逆二乗則)」などと呼ばれるのですが、これが成り立つのは、線源自身の大きさに比べて距離が十分に遠い場合の話で、いわば、放射線源を「点」とみなせるような場合です。うんと近づいて、線源の大きさが無視できないようになると、被曝の増加も頭打ちになってきます。ですから、一メートルのところで一・三二レムだからといって、これを一ミリメートルのところまで逆二乗則で内挿し、被曝が一〇〇万倍の一三二〇〇〇〇レムになるなどと単純に計算することはできません。そんな近いところでは、線源の形状をちゃんと考慮に入れて面倒くさい計算をしなければなりません。距離の二乗則は、線源の大きさが無視できる程度——線源が「点」

とみなせる程度――に遠い地点について成立するのだということに注意しましょう。

②ラド（rad）とグレイ（Gy）

ラドはレントゲンと違って、どの種類の放射線にも使える「吸収線量」の単位です。吸収線量というのは、放射線のエネルギーが物質中でどれだけ吸収されたかに基づいて求められた値です。放射線が体にあたると、そこで電離作用をおこし、結局のところ、放射線がもってきたエネルギーが生体組織によって吸収されます。放射線のエネルギーがたくさん吸収されるほど、生体は放射線による傷あとをたくさん作られることになりますから、放射線をどれだけ被曝したかを表すには、体重一キログラムあたり放射線のエネルギーが何ジュール吸収されたかを求めれば、良い指標になりそうです。

そこで、体重一キログラムあたり〇・〇一ジュールの放射線のエネルギーが吸収されたときを単位にとって、これを「一ラド」と定めました。最近では、もっと簡単に、「体重一キログラムあたり一ジュールのエネルギー吸収」の場合を基準にとって、これを「一グレイ（Gy）」と呼ぶ方式に転換されてきています。当然、一グレイ＝一〇〇ラドです。ラドあるいはグレイで表される吸収線量は、放射線のエネルギーが物質中でどれだけ吸収されたかによって厳密にきまる量ですから、たいへん明確な概念です。どんな放射線が何の物質に当たろうと、その物質の目方と、その物質中で吸収された放射線のエネルギーさえわかれば、少しのあいまいさもなく吸収線量が求められます。その意味で、科学者が放射線の影響について研究するうえでは、線量を客観的に表現する尺度として、広く用いられてきました。

ところが、人間やその他の生物の障害の問題を考える場合は、ラドではうまくいかないことがわかってきたのです。それは、こういうことです。

ガンマ線が体に一ラド吸収されたときと、アルファ線が体に一ラド吸収されたときとでは、吸収線量の点では確かに両方とも一ラドなのですが、生物学的な障害の程度はじつはずいぶん違って、アルファ線を一ラド浴びたときの方が、ガンマ線を一ラド浴びたときよりもずっと大きな障害をうけるのです。つまり、放射線の種類やエネルギーや分布状態によって、同じ吸収線量でも生体が受ける障害の程度が異なるというやっかいな問題があるのです。言いかえれば、ラドで表せる吸収線量は、それだけでは放射線による生体への影響を正確に表すことができないというわけです。「一〇ラド浴びました」と言われても、何を一〇ラド浴びたかをいちいち問わないとどんな障害がおこるのかわからないというのでは不便で仕方がありません。困ったことになりました。

じつは、そこで考え出されたのが線量当量（レム）なのです。レムで表される線量当量は、ラドで表された吸収線量の値に、被曝した放射線の相対的危険度を表す係数をかけて求めた値です。公式的に表現すると、つぎのようになります。


総量当量（レム）＝吸収線量（ラド）×線質係数Q

ここで、線質係数というのは、基準となる放射線に比べて何倍の障害度（危険度と言ってもよい）をもっているかという係数です。この場合、エックス線やガンマ線やベータ線については、一ラドの吸収線量があれば線量当量も一レムと考えてよいのです。

ほかの放射線の場合には線質係数の値は複雑ですが、放射線防護の立場からはすこし簡略化された数値が用いられています。つまり、エネルギーがよくわからない陽子線や中性子線の場合には線質係数Q＝一〇、また、エネルギーがよくわからないアルファ線のような重い粒子線の場合にはQ＝二〇という値を用いることにしています。エネルギーがよくわかっている場合には、もうすこし芸の細かい値を求めることもできなくはないのですが、放射線防護の目的には、多少大ざっぱですけれども、中性子や陽子は一〇倍ぐらいこわいものとして、また、アルファ線なら二〇倍ぐらいこわいものとして扱っておこうというわけです。したがって、アルファ線を一ラド浴びた場合の線量当量は二〇レム（〇・二シーベルト）、中性子線を一ラド浴びたときの線量当量は一〇レム（〇・一シーベルト）となります。かなり思い切った割り切り方をしていることがおわかりでしょう。だから、レムあるいはシーベルトで表した線量当量は、放射線の種類にかかわりなく同じ障害の程度を表すものと考えてよいと言いましたが、それを非常に厳密に考えられると困ります。おおむねそんなものだ、という程度に理解しておいてください。

本当のことを言うと、ラドからレムに変換するには、ここで問題にした「放射線の種類」だけではなく、同じ一ラドをどれくらいの時間をかけて浴びるのか、まとめて浴びるのか、何回かに分割して浴びるのか、などということに伴う障害度の違いも考慮する必要があるのだと思われますが、今のところよくわからないので、そのような要因による補正係数は全部一だと考えているのです。「補正係数＝一と考えている」なんて言うとかっこいいですが、要するに「補正しない」ということです。

ラドとレムあるいはシーベルトの関係は、つぎのようにたとえることもできます。アメリカの紙幣は、一ドル札も一〇ドル札も一〇〇ドル札も、みんな同じ大きさです。今、「財布の厚さ」を問題にするのなら、問題は札の枚数です。次頁の表のように、AさんとBさんがそれぞれの札を持っている場合、ともに一六枚ですから、財布の厚さは同じ、つまり、中身を問題にしてなければ見てくれは同じですから、どっちが金持ちかはわかりません。

しかし、金額を問題にするのなら、

Aさんについては、

1（ドル）×10（枚）＋10（ドル）×5（枚）

＋100（ドル）×1（枚）＝160（ドル）

Bさんについては、

1（ドル）×1（枚）＋10（ドル）×10（枚）

＋100（ドル）×5（枚）＝601（ドル）

のように、各紙幣の額面金額で重みづけして合計を求めなければなりません。この場合、札

●札の枚数と金額

Aさん	札	Bさん
10 枚	1ドル	1 枚
5 枚	10ドル	10 枚
1 枚	100ドル	5 枚
16 枚	合計枚数	16 枚
160ドル	合計金額	601ドル

の枚数にあたるものが「吸収線量」で、合計金額にあたるものが「線量当量」です。各紙幣の額面金額が「線質係数」に相当します。

近年は「グレイ（Gy）」という単位が使われ、一グレイ＝一〇〇ラドという関係です。数値が一〇〇倍違っただけで、本質はラドで表していた量と同じものです。グレイはイギリスの物理学者ハロルド・ルイス・グレイの名前に由来するもので、放射線があたった結果、物質一キログラムあたり一ジュールのエネルギーが吸収されている場合の吸収線量で、それは一〇〇ラドに相当します。

6……半減期

以上で、放射能と放射線についての基本を学びましたので、もうすこし突っ込んでみましょう。放射能とは、ある原子が放射線をだして別の原子に変わってしまう性質のことでしたから、たとえばここにセシウム一三七原子を一〇〇個もってきたとすると、それらの原子はてんでんばらばらにベータ線やガンマ線を出してバリウム一三七に変わってしまいます。だから、だんだんセシウム一三七原子は減っていき、最後の一個が放射線を出してバリウム一三七になったとたんに、放射能はゼロになってしまいます。つまり、放射能は時間とともに弱まって、ついにはゼロになってしまうわけです。そこで、放射能の強さが弱くなっていくスピードを表現しようというわけで、半減期という概念が考え出されました。

半減期――その名のごとく、放射能の強さが半分に減少するのに必要な期間（時間）のことにほかなりません。

例をあげてみましょう。

福島原発事故で、たくさん放出されたヨウ素一三一の半減期は、わずか八日です。八日経つごとに、放射能の強さは半分半分と減っていきます。その様子を次頁の図に示すと次のようになります。

図の縦軸は放射能の強さを%でしめしました。つまり、最初にもっていた放射能を一〇〇%としたのです。

すると、半減期の八日が経過するごとに、五〇%→二五%→一二・五%と減っていく様子がおわかりでしょう。

●ヨウ素131の放射能の減衰の様子

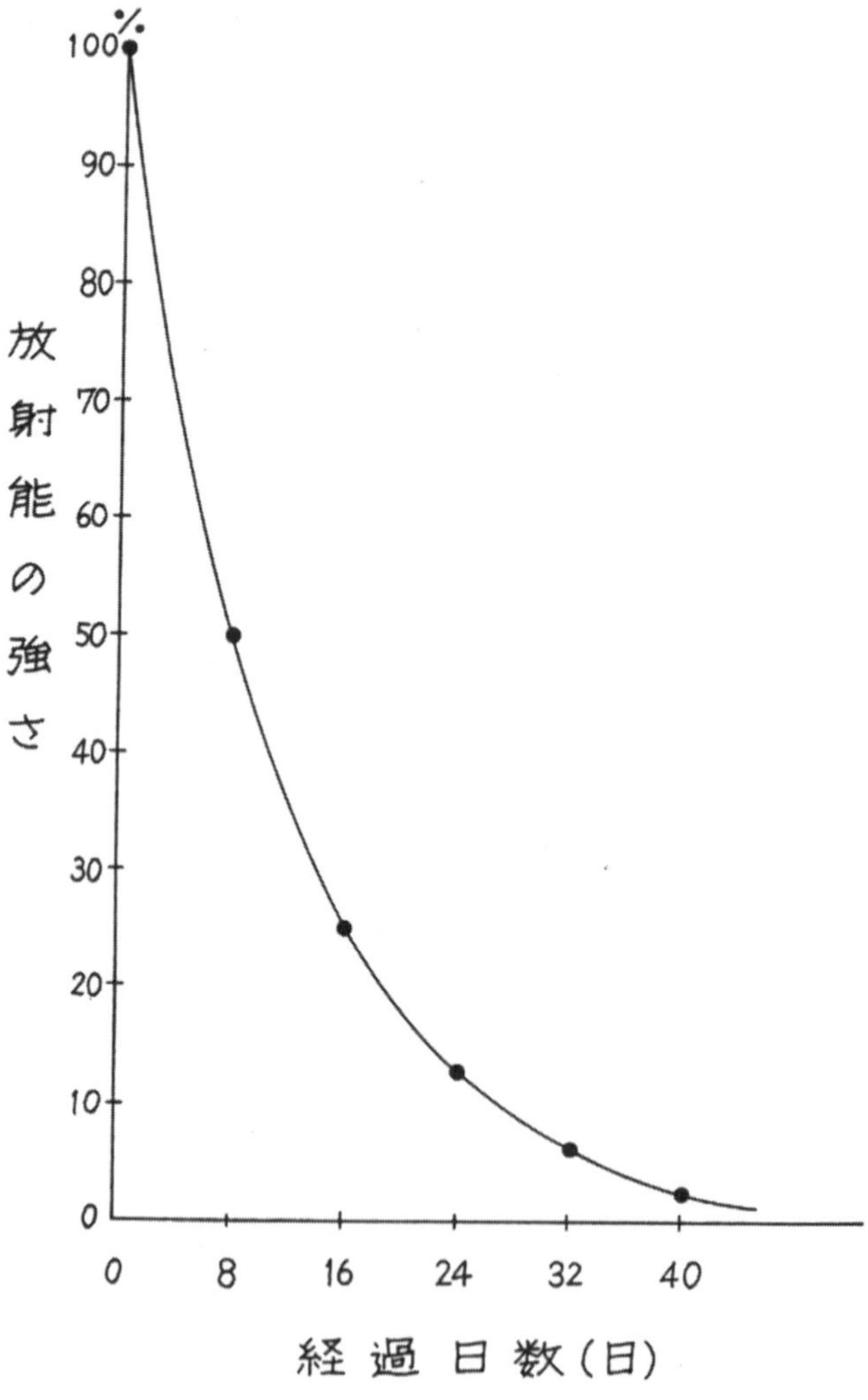

●半減期の何倍経つと何分の1に減るか？

経過時間（半減期の何倍）	放射能の減衰率（何分の1に減るか）
1 倍	1/2 ＝0.5
2 倍	1/4 ＝0.25
3 倍	1/8 ＝0.125
4 倍	1/16 ＝0.0625
5 倍	1/32 ＝0.03125
6 倍	1/64 ＝0.01563
7 倍	1/128 ＝0.00781
8 倍	1/256 ＝0.00391
9 倍	1/512 ＝0.00195
10 倍	1/1024＝0.00097
20 倍	約100万分の1弱
50 倍	約1京分の1弱
100 倍	約1京分の1の1京分の1弱

前頁の表に、半減期の何倍経つと放射能が何分の一に減るかを示しました。覚えておくと便利なのは、半減期の一〇倍経つと、およそ一〇〇〇分の一に減るという関係です。

ヨウ素一三一の場合を例にとると、半減期が八日ですから、八〇日経つと一〇〇〇分の一に減るわけです。さらに八〇日経って、合計半減期の二〇倍の一六〇日が経てば、放射能はおよそ一〇〇万分の一に減り、もう八〇日経てば一〇〇万分の一の一〇〇〇分の一ですから一〇億分の一に減ります。

チェルノブイリの事故からすでに半減期の一〇〇〇倍以上も経っていますので、ヨウ素一三一は地球上には全然なくなってしまいました。全部キセノン一三一に変わって、放射能を失ってしまったのです。これは幸いです。

ところが、おなじチェルノブイリ原発事故で放出された放射性核種の中でも、ストロンチウム九〇（半減期は二七・七年）やセシウム一三七（半減期は三〇年）などは、当時放出されたもののうち九四〜九五％程度がまだ生き残っています（一九八八年九月現在）。したがって、しばらくの間は、食品汚染が問題になるとすれば、こうした長寿命の核種です。

半減期が長いという点では、長崎原爆の材料にもなったプルトニウム二三九の方が上です。半減期は二四、四〇〇年。たいへんです。

この核種は、もともと自然界には存在しないもので、人間がウラン二三八に原子炉で中性子をぶつけてつくりだしたものです。ウラン二三八は中性子一個を吸収するとウラン二三九にな

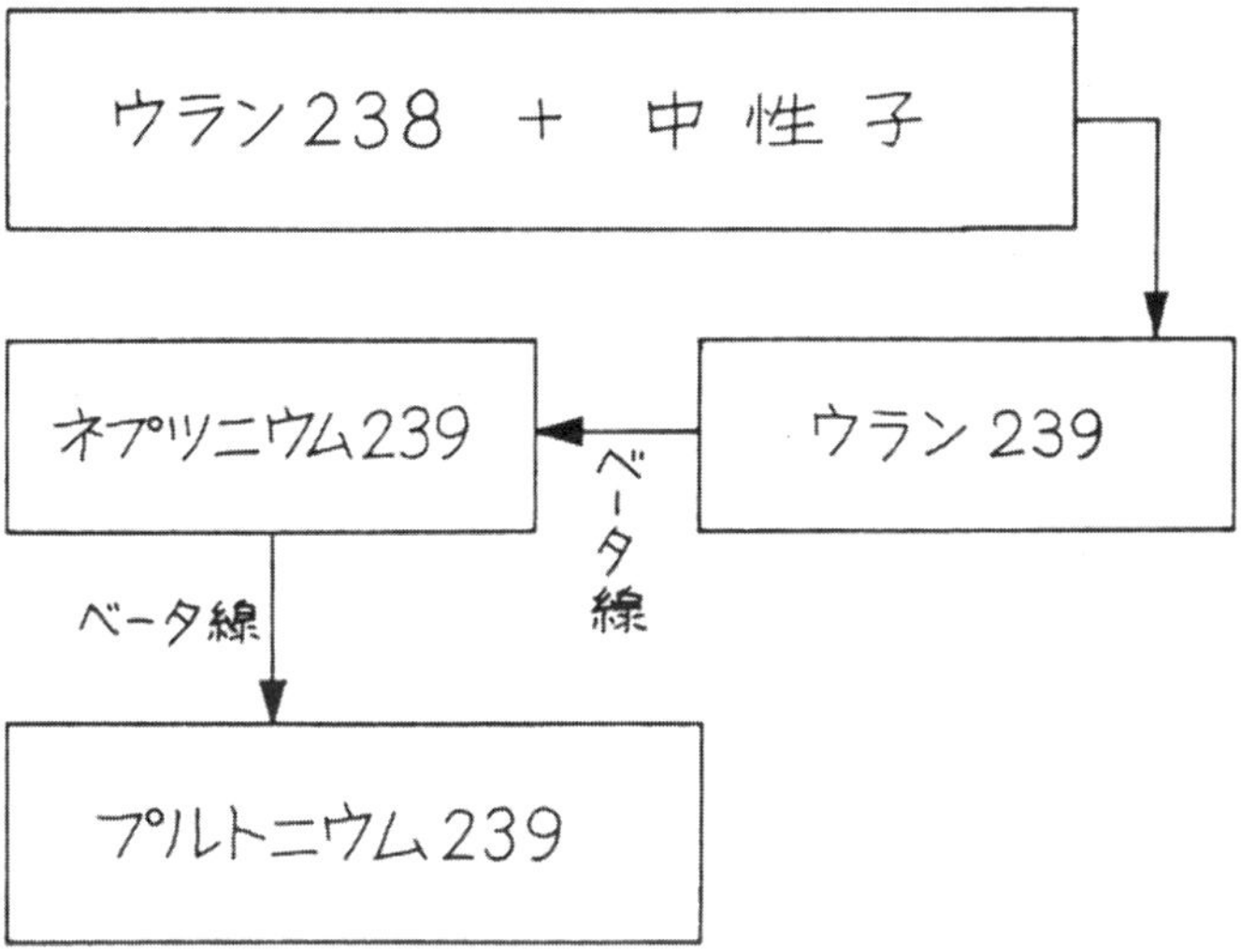

りますが、これは、つぎのようにしてやがてプルトニウム二三九に変わっていきます。

ネプツニウムやプルトニウムは、天然の世界にある一番大きい原子であるウランよりもさらに上にある人工的な原子で、「超ウラン元素」と呼ばれます。

ちょっと脇道にそれますが、ここに現れた三つの元素——ウラン、ネプツニウム、プルトニウム——は、天王星（ウラーヌス）、海王星（ネプチューン）、冥王星（プルートー）の三惑星の名前に由来して命名されたものです。脇道ついでに、すべての元素の名前の由来を次頁に一覧表にして掲げておきますから、興味のある人はごらんください。

プルトニウム二三九は、たいへん毒性の強い放射性核種で、体内では骨や肝臓に集まります。しかも、いったんこれらの臓器に入り

■…をつくる物
H（hydrogen, 水をつくる物）
O（oxygen, 酸をつくる物）
N（nitrogen, 硝石をつくる物）

■ドイツ語
Zn（Zink）CO（Kobold, 悪鬼）
Ni（Kupfernickel, 悪魔の銅）
Bi（Bithmus←weisse Masse, 白い塊）

■イタリア語
Mn（manganese）

■スペイン語
Pt（platina, 鉛）

■単体や化合物の性質
〈色〉
Ir（iridis, 虹）
Cl（chloros, 薄緑）
Cr（chroma, 色）
Ar（arsenikon, 黄色の顔料）
Pr（prasios＋didymos,緑の双子）
I（iodes, 紫）
Rh（rhodon, バラ）
〈分光＝スペクトルの色帯〉
In（indigo, インジゴ）
Cs（caesius, 青）
Tl（thallos, 若枝＝明るい緑）
Rb（rubidus, 赤）
〈放射能、崩壊〉
Ra（radius, 光線、放射線）
Rn（Ra＋接尾詞on）
At（α＋ςγαγσς＝not stable）
Pa（proto＋actinium, アクチニウムのもと）
Ac（aktis〈ギ〉光線）
〈におい〉
Os（osme, におい）
Br（bromos, いやなにおい）
〈その他〉
Ar（α＋ερ γσγ, 動かない）
Sb（anti＋monium, 遊離していない）
ω（tung＋sten, 重い石）
P（phosphorus, 光を生む）

■発見にまつわる苦労やエピソードをギリシャ語で表したもの
Xe（xenos, 見なれぬもの）
Kr（Kryptos, かくれたもの）
Dy（dysprositos, 到達困難）
Tc（technetos, 人工的）
Nd（neo＋disymos, 新しい双子）
Ne（neos, 新しい）
La（lanthanein, 隠されている）

■前史時代からある物
S（ラテン名, sulfur）
Au（ローマ名, aurum）
Ag（ローマ名, argentum）
Hg（ギリシャ名, hydros＋argyros）※
Sn（ラテン名, stannum）
C（ラテン名, carbo木炭）
Fe（ローマ名, ferrum）
Cu（ラテン名, cuprum）
Pb（ラテン名, plumbum）

安斎育郎著『「なぜ」と問うところ』（かもがわ出版）より

元素名の由来（※印のものはダブって分類されている）

■土地の名前
Am（America）
Y（Ytterby）
Yb（　〃　）
Tb（　〃　）
Er（　〃　）
Cf（California）
Ge（Germany）
Sc（Scandinavia）
Sr（Strontian，スカンジナビア北方の古名）
Tm（Thule）
Bk（Barkcley）
Hf（Hafnia，コペンハーゲン）
Fr（France）
Ho（Holmia，ストックホルム）
Po（Poland）
Eu（Europe）
Lu（Lutetia，パリ）
Re（Rhenus，ライン）
Mg（Magnesia）※
Ga（Gallia，フランス）
Ru（Ruthenia，ロシア）

■神々の名
Pm（Prometheus）
Th（Thor，雷神，トール）※
Ti（Titan，巨人族，タイタン）
Ta（Tantalus，Zeusの息子）
Nb（Niobe，Tantalusの娘）
V（Vanadis，ノルマンの愛と美の女神バナディス）

■人の名前
Es（Einstein）
Gd（Johan Gadolin）
Cm（Curie）
Sm（Samalsky）
No（Nobel）
Fm（Enrico Fermi）
Md（Dmitri Mendeleev）
Lr（Earnest Lawrence）

■天体の名
He（helios，太陽）
Te（telluris，地球）
Hg（mercury，水墨）※
U（uranus，天王星）
Np（neptune，海王星）
Pu（pluto，冥王星）
Ce（ceres，小惑星セレス）
Pd（pallas，小惑星パラス）
Se（selenc，月）

■鉱石や化合物の名前
Al（alum，ミョウバン）
Cd（cadmia，異極石）
K（Potash，炭酸カリウム）
Ca（caldis，生石灰）
Si（silicis，火打石）
Zr（zircon，ジルコン）
Th（thorite，トール石）※
Ba（barite，重晶石）
F（fluorospar，ホタル石）
Be（beryl，ベリル）
B（borax，硼砂）
Mg（Magnesia lithos）※マグネシアの石
Mo（molybdos〈ギ〉鉛）
Li（lithos〈ギ〉石）
Na（soda，苛性ソーダ）

●プルトニウム239(半減期:24,400年)の系列崩壊

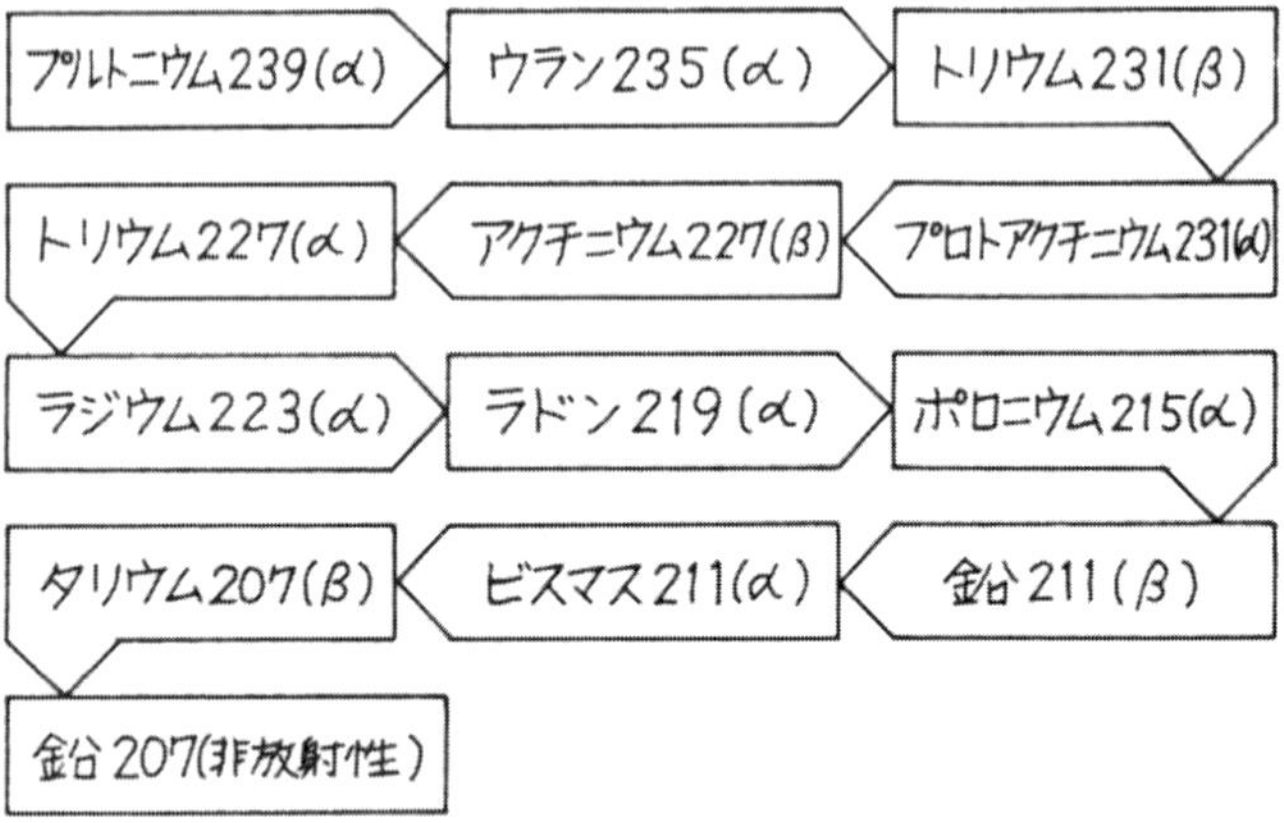

込むとなかなか出ていきませんので、体はプルトニウム二三九およびその子どもや孫にあたる放射性核種が出す放射線を被曝することになります。プルトニウム二三九も、上の図に見るように、つぎつぎと系列崩壊をしていく核種なのです。

さて、半減期が長いという意味では、しかしながら、「プルトニウム二三九も真っ青」というものが自然界にはたくさんあります。

まずはカリウム四〇、半減期一二億六〇〇〇万年。ウラン二三八、半減期四五億年。ルビジウム八七、半減期四八〇億年。なかにはビスマス二〇九のように、半減期が二兆年の一〇〇万倍ぐらいらしいが、あんまり長すぎてよくわからないなどというものまであります。

これらはいずれも地球誕生の頃から存在しつづけてきた放射性核種です。地球が生まれて四

五〜四六億年経っていますから、それにもかかわらずこれらの放射性核種が現在なお存在しているということは、これらの核種が四五億年の時の流れにうち勝って生き残ってきたことを意味しているわけです。だから、現在残っている自然放射性核種は、どれも寿命が長いのはあたりまえなのです。

ウラン二三八は、半減期がちょうど地球の年齢と同程度です。ということは、地球が生まれた頃は、ウラン二三八は現在の二倍あったことを意味しています。原子炉の燃料や核兵器の材料に使われているウラン二三五は、天然ウランのわずか〇・七%を占めるだけですが、その半減期は七億一〇〇〇万年ですから、地球が誕生した頃に比べると、約八〇分の一に減ってきたことを意味します。もしも——「もしも」の話ですが——ウラン二三五の半減期が七億一〇〇〇万年ではなく五億年だったら、四五億年の間にウラン二三五は五〇〇分の一以下に減ってしまいますから、人間はこの核種を核兵器生産や原発に使うのにははるかに大きな困難をかかえていたに相違ありません。ウラン二三五が減りすぎないうちに生物は進化を遂げて人間に達し、核の秘密を探り当てたというのは、偶然と言えば偶然なのですが、考えてみると妙なめぐりあわせで、不思議な気がします。

カリウム四〇は私たちの体の中にも含まれている放射性核種で、自然放射線による内部被曝の問題にとって最も重要な核種です。これについては、節を改めて詳しく説明したいと思います。

ルビジウム八七も私たちの体の中に〇・三グラム程度入っており、カリウム四〇ほどではありませんが、やはり内部被曝の原因になっています。それにしても四八〇億年という半減期はたいへんなもので、地球ができてからの四五億年の間にもほとんど減らず、まだ九九・九四％は生き残っています。天然に産するルビジウム原子のおよそ二八％がこのルビジウム八七で、私たちの体の中にあるわずか〇・三グラムほどの量でも放射能の強さは約九五〇ベクレルです。一時間あたりにすればおよそ三四〇万発となりますから、結構多い感じです。

最後に例示したビスマス二〇九の半減期は、いまだによくわかっていませんが、二兆年の一〇〇万倍なんていうのは、私たちの人生の長さとの関係で言えばほとんど無限大のようなものです。半減期が長いと、いつまでも放射能が弱くならないから、とてもこわい核種であるように感じられますが、寿命が長いということは、なかなか放射線を出して別の原子に変化していかないという意味ですから、あまり放射線を出さない、つまり、あまり被曝を与えないということでもあります。ビスマス二〇九を一グラムもってくると、そこには原子がおよそ三〇億の一兆倍個もありますが、放射線を出して変化するビスマス二〇九原子は八時間四七分に一個程度の割合でしかありません。逆に言えば、ビスマス二〇九を約〇・三トンもってくるとやっと一ベクレルの放射能になるくらい弱いものです。だから、半減期が長いことだけに驚かないでください。なにしろいちばん半減期の長い原子とは、放射能をもっていない原子にほかならず、それは放射線を出さない安全な原子です。半減期が長いからこわいのではなく、人間にどれだけ被曝を与えるかどうかということが問題なのです。ヨウ素一三一のように半減期が短くても、

●主な核種の半減期一覧表

核　種	半減期	核　種	半減期
水素3（トリチウム）	12.3年	ヨウ素131	8日
炭素14	5730年	キセノン133	5.27日
カリウム40	12.6億年	セシウム134	2.05年
コバルト60	5.26年	セシウム137	30年
クリプトン85	10.76年	イリジウム192	74.2日
ルビジウム87	480億年	ラドン222	3.8日
ストロンチウム90	27.7年	ラジウム226	1,620年
イットリウム90	64時間	トリウム232	140億年
テクネチウム99m	6時間	ウラン235	7.1億年
ルテニウム106	368日	ウラン238	45億年
ヨウ素129	1,700万年	プルトニウム239	24,400年

甲状腺に集まって重要な被曝の原因となるものもあるし、寿命が長くても人の被曝にあまり結びつかないものもあります。半減期は、人間の被曝を左右するひとつの要因には相違ありませんが、それだけで危険度が決まるわけではありません。

主な核種の半減期の表（七三頁）を参考までに掲げました。

7……有効半減期

半減期が三〇年とか言われると、セシウム一三七を体に取り込んだら最後、三〇年も居座られて被曝をしてしまうのではないかといったことが心配になります。ましてや、半減期一二億六〇〇〇万年なんて聞くと絶望的にさえなりかねません。

ところが、ここに「有効半減期」という概念があるのです。体の中に入った放射性核種は、放射線を出して別の核種の元素に変わることによっても減ってきますが、当然、糞や尿や汗などとともに体外に排出されることによっても減っていきます。体の外へ出てしまえば、その当人はもはや内部被曝を受けることはありませんので、ひと安心です。

このように、体内の放射性核種が、物理的変化と生物学的排泄の両方の作用でとにかく半分に減るまでに要する時間を「有効半減期」というのです。

たとえばカリウム四〇を例にとってみましょう。物理的半減期は一二億六〇〇〇万年ですが、体内に取り込まれたカリウム四〇のうち半分は約二か月で体外に排泄されてしまいます。もしも一二億六〇〇〇万年の半減期で体内に居座りつづけるなんていったら、つぎつぎに体内に取り込まれるものがどんどん体の中にたまり、人間はカリウム四〇の放射能だらけになって大量の放射線被曝を受けてしまいます。しかし、幸い、二か月たつと半分は体外に出ていってしまうのです。これは有難いことです。

セシウム一三七の物理的半減期は三〇年ですが、排泄による半減期はおよそ三か月です。これまでも、セシウムの排泄の速さは日本人と欧米人ではすこし違うことが指摘されており、民族によるホルモン代謝の違いが原因ではないかと言われていますが、欧米人の方がすこし半減期が長いようです。もっとも、排出の速さはずいぶんと個人差があって、三か月と言えば誰でも三か月というわけにはいきません。国際放射線保護委員会（ＩＣＲＰ）が出した「作業者による放射性核種の摂取の限度 Part1」（ＩＣＲＰ刊行物三〇）によると、体に入ったセシウムのうち六～一五％程度は半減期一～二日で速やかに排泄されてしまうが、残りは半減期五〇日～一五〇日で排泄されるとしています。つまり、この程度にはバラつくのです。

いずれにしても、体内のセシウム一三七は三〇年間居座り続けるわけではなく三～四か月位で半分は出ていってしまうので、この場合もすこしばかり気が楽です。

ところが、気が楽でないものもあります。ストロンチウム九〇は主として骨に集まります。骨に集まり易い核種は「向骨性核種」と呼ばれますが、いったん骨に入り込むとあるものは何十年にもわたって出ていきません。プルトニウム二三九は主として肝臓と骨に入りますが、骨に入った分は半分が出ていくのに一〇〇年ぐらいかかると考えられています。したがって、骨に入る長寿命の放射性核種は「要注意」で、なるべく体内汚染をおこさないようにしなければなりません。

＊参考　生物学的半減期

体に入ったある元素が、生物学的な排泄作用のみによって半分に減るまでの時間は、「生物学的半減期」と呼ばれます。それに対して、放射線を出して別の原子に変わるという物理的プロセスのみによって半減する時間は「物理的半減期」と呼ばれています。体の中に入った放射性核種はこの両方の作用で減っていきますが、生物学的半減期をB（日）、物理的半減期をR（日）とした場合、有効半減期T（日）は次式で計算されます。

$$T = \frac{B \times R}{B + R}\ (\text{日})$$

たとえばセシウム一三七の場合、B＝九〇日、R＝三〇年＝一〇九五〇日とすれば、

$$T = \frac{90 \times 10950}{90 + 10950} = 89.3\ (日)$$

となります。BとRがうんと違う場合には、この場合がそうであるように、短い方の値にほとんど等しくなります。

8……体内汚染はどこまでふえるか？

有効半減期という考えを導入すると、放射性物質を食べ続けた場合にどこまで体内汚染が進んでそれ以上ふえなくなるかを計算することができるようになります。

人間のからだは、体内にある放射能のうち毎日ほぼきまったパーセンテイジ（割合）を体外に排泄するようなしくみをもっています。たとえば、Xという放射性核種は、体内量の一〇％が毎日排泄されるものと仮定しましょう。この放射性核種を一日一〇ベクレルずつ食べつづけると、体内量はどこまでふえるでしょうか？　実際に計算して見ましょう。

計算は、ものすごく単純です。

一日目の欄を見て下さい。一〇ベクレル食べたので、摂取直後の体内量は一〇ベクレルです。

核種Xの体内への蓄積

日数(日)	摂取直後の体内量(ベクレル)	排泄量(ベクレル)	体内残留量(ベクレル)
1	10.0	1.00	9.0
2	19.0	1.90	17.1
3	27.1	2.71	24.4
4	34.4	3.44	31.0
5	41.0	4.10	36.9
6	46.9	4.69	42.2
7	52.2	5.22	47.0
8	57.0	5.70	51.3
9	61.3	6.13	55.2
10	65.2	6.52	58.7
⋮	⋮	⋮	⋮
20	87.9	8.79	79.1
⋮	⋮	⋮	⋮
30	95.8	9.58	86.2
⋮	⋮	⋮	⋮
40	98.6	9.86	88.7
41	98.7	9.87	88.8
42	98.8	9.88	88.9
43	98.9	9.89	89.0
44	99.0	9.90	89.1
45	99.1	9.91	89.2
46	99.2	9.92	89.3
47	99.3	9.93	89.4
48	99.4	9.94	89.4
49	99.4	9.94	89.5
50	99.5	9.95	89.5

この核種は一日に体内量の一〇%が排泄されるのですから、排泄量は一ベクレルで、体に残る放射能は九ベクレルとなります。

二日目は、一日目の残り九ベクレルに、新たに食べた一〇ベクレルが加わって、一九ベクレルとなりますが、一〇%にあたる一・九ベクレルが排泄されるため、残存量は

19 − 1.9 = 17.1 ベクレル

です。

三日目は、二日目の残り一七・一ベクレルに新たに食べる一〇ベクレルが加わって二七・一ベクレルになりますが、一割の二・七一ベクレルが排泄されるため、残りは

27.1 − 2.71 = 24.4 ベクレル

となります。以下同様です。表には、ごていねいにも、五〇日までの様子をたんねんに計算してあります。

これをグラフに描いてみると、次頁の図のようになります。体内量がだんだん頭打ちになる様子がみごとに示されていますね。

このように、放射能を食べつづけても無限にふえるわけではなく、あるところで飽和状態に達して、それ以上ふえない状態になるのです。これは、摂取量と排泄量がバランスするためですが、逆に言えば、体内量は、摂取量と排泄量がバランスするまでは増加しつづけるということでもあります。

●体内への放射能の蓄積例

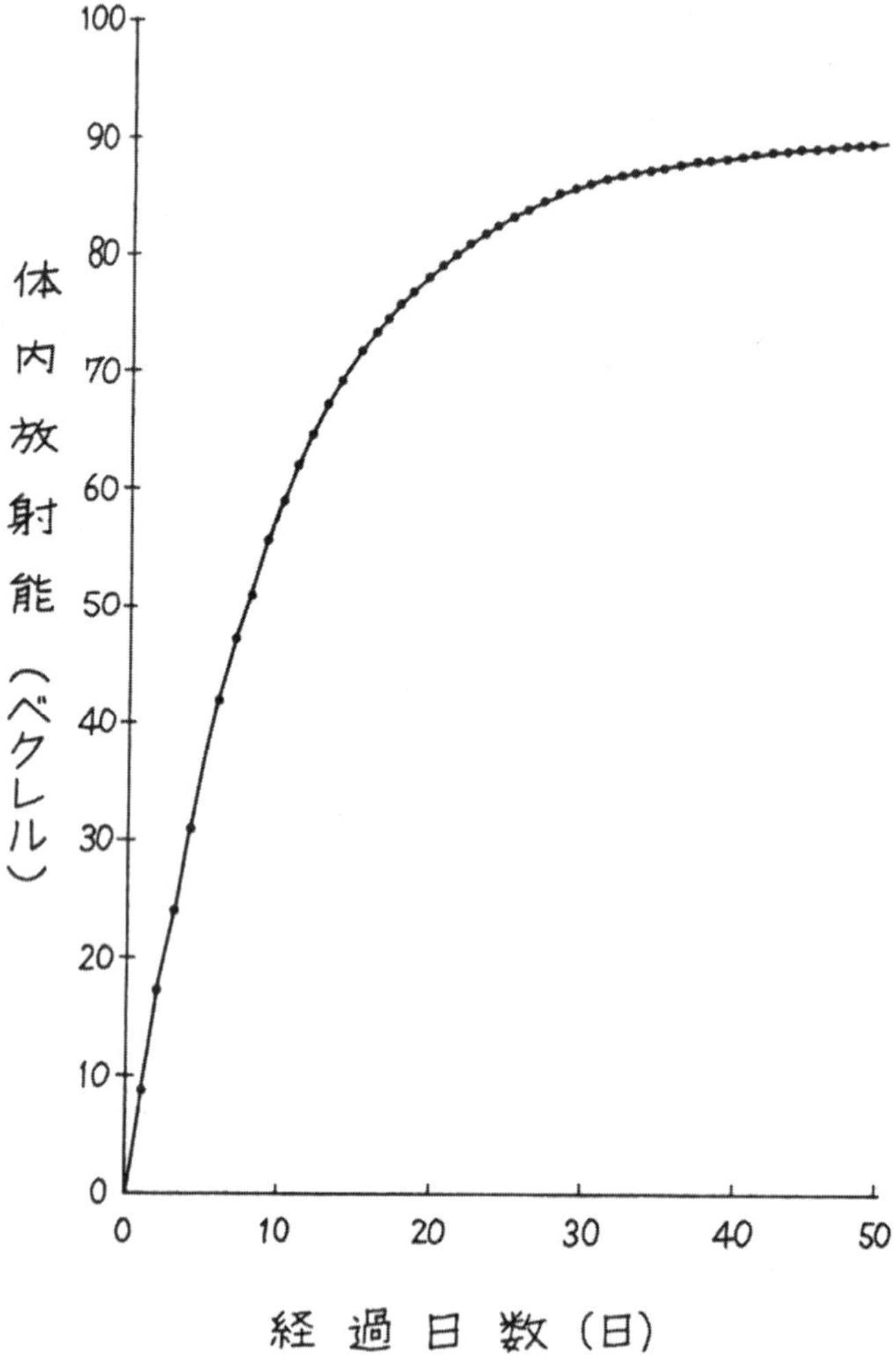

では、どこまでふえて平衡値に達するかを簡便に計算する方法はないでしょうか？ありきす。つぎの公式で、非常に簡単に計算できます。

平衡値（ベクレル）
＝1.44×（1日あたりの放射能摂取量・ベクレル）
×（その他の核種の有効半減期・日）

この式は、ちょっとした理論式から積分計算を実行して導かれたもので、「一日何ベクレル食べるか」に「有効半減期が何日か」をかけて一・四四倍すればできあがりです。

この式でみるかぎり、体内汚染のレベルは、一日摂取量が多ければ多いほど、また、その核種の有効半減期が長ければ長いほど高くなることがわかりますが、これはきわめて常識的ですね。なかなか体から消えうせない放射性物質をどんどん食べれば、うんと汚染するのはあたりまえです。

具体的な例で見てみましょう。

例　カリウム四〇の体内への蓄積…………

例として、自然放射性核種カリウム四〇を取り上げます。この核種は、好むと好まざるとにかかわらず、誰でも毎日毎日食事といっしょに食べていますから、まさに好都合な例です。

カリウムという元素は、私たちの体にとってたいへん大切な元素です。よく、中学校の理科の試験などで、「植物の十大栄養素を書きなさい」なんていうのがあります。それらは、炭素、酸素、水素、窒素、イオウ、リン、カリウム、カルシウム、マグネシウム、鉄ですが、「必要元素」とか「不可欠元素」などと呼ばれます。この中にも含まれているカリウムは、高等植物にとって不可欠なだけでなく、じつは、人間にとっても非常に大切な役割をになっています。この元素が不足すると、腎臓が肥大したり、心臓の筋肉などにマヒをおこしてたいへんなことになります。体内ではナトリウムとともに細胞の浸透圧の調整に関与していますが、八〇％以上が筋肉に分布します。

必要な元素ですから私たちは毎日の食事とともに必ずこの元素を補給しているのですが、いやなことに自然界にあるカリウム原子のうちおよそ〇・〇一一八％（だいたい一万分の一）は放射性のカリウム四〇原子なのです。もちろん、私たちはこの放射性原子が必要なわけではありませんから、できればカリウム四〇だけ調理の過程で取り除ければいいのですが、残念ながらそれはできません。将来ともそれはできないでしょう。

天然の世界にあるカリウム原子は、次の三種類です。

カリウム三九（非放射性）九三・二二％

カリウム四〇（放射性）　〇・〇一一八％

カリウム四一（非放射性）　六・七七％

これらは、もちろん化学的な性質は同じですから、洗剤で洗い流すといった化学的な方法ではカリウム四〇だけ取り去ることなどできません。したがって、私たちが食事からカリウムを摂取すると、必ずカリウム四〇もついてきます。成人男子の場合で全身に一三〇～一五〇グラム、成人の女子の場合で九〇～一一〇グラム程度のカリウムがあり、その約一万分の一が放射性のカリウムなのです。カリウムを一グラムもってくると、その中のカリウム四〇の放射能は約三〇ベクレルです。どんな食品にカリウム四〇が何ベクレル位含まれているか、『食品成分表』（香川綾監修、女子栄養大学出版部）をもとにして計算した結果を示しましょう。

こうしてみると、精製されたアルコール飲料ほか若干の食品を除いては、たいていの食品に、カリウム四〇の放射能が一キログラムあたり数十～数百ベクレルの濃度で含まれていることがわかります。

こうした食品を食べることによって、私たちは、一日およそ五〇ベクレル程度のカリウム四〇を体内に取り込んでいます。もちろん、これは平均的な値であって、その日に食べる食品の種類によって三〇ベクレル位だったり、八〇ベクレル位だったりします。ここでは、とりあえず平均値で考察を進めることにしましょう。

さて、カリウム四〇の有効半減期は約二か月です。国際放射能防護委員会が過去に出した勧告では五八日という値が示されています。かりにこの値を採用すると、カリウム四〇の放射能

可食部1キログラムあたりのカリウム含量(グラム)およびカリウム40の放射能(ベクレル)

食品名	カリウム(グラム)	カリウム40(ベクレル)	食品名	カリウム(グラム)	カリウム40(ベクレル)
第一群(牛乳・乳製品)			あんこう(生)	3.0	90
プロセスチーズ	0.6	18	いわし(丸干し)	8.0	240
カマンベールチーズ	1.2	36	まいわし(生)	3.4	102
鶏卵(全体)	1.2	36	うなぎ(かば焼き)	3.0	90
普通の加工乳	1.5	45	かつお(生)	4.1	123
脱脂粉乳	18	540	かつお節	9.4	282
ヨーグルト	1.5	45	かれい(生)	3.6	108
			さけ(生)	3.3	99
第二群(魚介・肉・豆・豆製品)			さば(生)	3.0	90
あいなめ(生)	3.7	111	さんま(生)	1.4	42
あこうだい(生)	2.9	87	ししゃも	3.1	93
あじ(干物)	3.5	105	たら(生)	4.3	129
あなご(蒸し)	3.0	90	どじょう(生)	2.9	87

身欠きにしん	9.8	294	いか（生）	2.9	87
かずのこ	0.35	11	するめ	11.0	330
ひらめ（生）	4.2	126	生うに	4.9	147
養殖はまち	4.1	123	くるまえび（生）	4.5	135
まぐろ（赤身）	4.2	126	ずわいがに（生）	2.9	87
わかさぎ（生）	2.1	63	まだこ（生）	2.9	87
かまぼこ	1.1	33	なまこ（生）	0.7	21
つみれ	1.8	54	ほや（生）	5.7	171
はんぺん	1.6	48	牛ひき肉	2.8	84
さつま揚げ	0.6	18	コンビーフ（缶詰）	1.1	33
あさり（生）	2.3	69	かたロース	2.9	87
あわび（生）	2.5	75	サーロイン	3.2	96
かき（生）	2.3	69	ばら	3.0	90
しじみ（生）	1.2	36	もも	3.5	105
たいらがい（生）	2.6	78	ヒレ	3.9	117
はまぐり（生）	2.5	75	いのしし肉	3.2	96
ほたてがい（生）	3.1	93	うま肉	3.0	90
みるがい（生）	4.2	126	若鶏手羽	1.2	36

もも（皮つき）	2.1	63	あずき（乾）	15.0	450
鶏がらスープ	0.65	20	ゆであずき（缶詰）	1.6	48
焼き鳥缶詰	2.0	60	あずきこしあん	0.6	18
豚肉（脂身つき）	2.5	75	いんげんまめ（乾）	15.0	450
豚肉（脂身なし）	2.8	84	えんどう（乾）	8.7	261
豚足	0.5	15	そらまめ（乾）	11.0	330
豚ひき肉	3.1	93	だいず（乾）	19.0	570
焼き豚	3.0	90	豆腐（木綿）	0.85	26
ベーコン	2.0	60	豆腐（絹こし）	0	0
ボンレスハム	3.1	93	油揚げ	0.55	17
ロースハム	2.1	63	糸引き納豆	6.6	198
フランクフルト			赤色辛みそ	4.4	132
ソーセージ	1.2	36	おから	2.3	69
ウインナソーセージ	1.4	42	湯葉（生）	2.9	87
レバーペースト	2.7	81	えだまめ（生）	6.9	207
ゼラチン	0.14	4			
マトン（ロース）	2.2	66	**第三群（野菜・芋・果物）**		
ラム（ロース）	2.7	81	グリーンアスパラ（生）	2.7	81

そらまめ（生）	5.1	153	グリーンピース（生）	3.7	111
だいこん（根・生）	2.4	72	オクラ（生）	3.2	96
たくあん	3.0	90	かぶ（根）	2.3	69
たけのこ（生）	5.0	150	かぼちゃ（生）	3.3	99
たまねぎ（生）	1.6	48	カリフラワー（生）	3.8	114
チンゲンサイ（葉・生）	3.2	96	かんぴょう（乾）	18.0	540
とうがらし（葉・生）	8.5	255	キャベツ（生）	2.1	63
スイートコーン（生）	3.0	90	きゅうり（生）	2.1	63
トマト	2.3	69	ごぼう（生）	3.3	99
なす（生）	2.2	66	こまつな（生）	4.2	126
にら（生）	4.5	135	さやえんどう（生）	2.2	66
にんじん（生）	4.0	120	サラダ菜	3.7	111
にんにく	7.2	216	しそ（葉）	4.7	141
根深ねぎ	1.8	54	しゅんぎく葉（生）	6.1	183
のざわな（漬物）	4.2	126	しょうが（生）	3.4	102
はくさい（生）	2.3	69	セロリー	3.6	108
キムチ	3.0	90	パセリ	8.1	243
はす（生）	4.7	141	ピーマン（生）	2.0	60

ブロッコリー（生）	5.3	159	つくだ煮こんぶ	7.0	210
ほうれんそう（生）	7.4	222	ところてん	0.02	0.6
大豆もやし（生）	2.4	72	ほしひじき	44.0	1320
らっきょう（つけもの）	0.41	12	もずく（塩抜き）	0.5	15
レタス	2.2	66	わかめ（素干し）	55.0	1650
わさび漬（生）	1.5	45	くきわかめ（生）	19.0	570
わらび（生）	3.9	117	こんにゃく	0.6	18
梅干し	2.5	75	しらたき	0.22	7
しいたけ（生）	1.7	51	さつまいも（生）	4.6	138
なめこ	0.9	27	里芋（生）	6.1	183
マッシュルーム	5.6	168	じゃがいも（生）	4.5	135
まつたけ	4.1	123	長芋（生）	5.0	150
ほしのり	21.0	630	いちご	2.0	60
焼きのり	24.0	720	いよかん	1.9	57
味付けのり	23.0	690	うんしゅうみかん	1.4	42
ながこんぶ（素干し）	52.0	1560	ネーブル	1.9	57
刻み昆布	71.0	2130	甘がき	1.7	51
削り昆布	41.0	1230	干しがき	8.2	246

キウイフルーツ	3.2	96	そうめん	1.0	30
グレープフルーツ	1.4	42	中華めん（生）	3.3	99
すいか	1.2	36	スパゲティ	1.3	39
日本なし	1.7	51	生ふ	0.3	9
なつみかん	1.8	54	玄米	2.5	75
ぶどう	1.3	39	精白米	1.1	33
メロン	3.2	96	めし（精白米）	0.27	8
もも	1.7	51	めし（玄米）	1.1	33
りんご	1.1	33	全がゆ（精白米）	0.13	4
レモン	1.2	36	おもゆ（精白米）	0.05	1.5
			もち	0.43	13
第四群（穀類・油脂・砂糖）			赤飯	0.95	29
おおむぎ	1.7	51	そば（生）	1.6	48
小麦粉（薄力粉）	1.2	36	コーンフレーク	0.95	29
小麦粉（強力粉）	0.8	24	はるさめ	0.05	1.5
食パン	0.95	29	黒砂糖	11.0	330
フランスパン	1.2	36	上白糖	0.03	0.9
ゆでうどん	0.06	1.8	グラニュー糖	0.02	0.6

はちみつ	0.13	3.9	りんごジュース（天然果汁）	1.1	33
いちごジャム	0.8	24	パイナップルジュース（天然果汁）	3.5	105
オレンジ・マーマレード	0.42	13	清酒（特級）	0.04	1.2
植物油	0	0	ビール	0.35	11
マーガリン	0.4	12	白ぶどう酒	0.75	23
マヨネーズ（全卵型）	0.17	5	赤ぶどう酒	1.00	30
フレンチドレッシング（分離型）	0.10	3	しょうちゅう（25度）	0	0
ぎんなん（生）	7.0	210	本みりん	0.08	2.4
くり（生）	5.0	150	植物油	0	0
ヘーゼルナッツ（炒り）	6.8	204	ウイスキー（特級）	0	0
落花生（炒り）	7.7	231	ブランデー（特級）	0	0
ピーナッツバター	6.5	195	カレー粉	17.0	510
紅茶（浸出液）	0.16	4.8	カレールウ	3.2	96
コーヒー（浸出液）	0.55	17	白こしょう	0.6	18
コーラ	0	0	黒こしょう	13.0	390
サイダー	0	0	さんしょう	17.0	510
乳酸菌飲料（乳製品）	0.48	14			

シナモン	5.5	165
セイジ	16.0	480
唐辛子	27.0	810
パプリカ	27.0	810
ラー油	0	0
食塩	1.3	39
こいくち・しょうゆ	4.0	120
うすくち・しょうゆ	3.3	99
たまり・しょうゆ	7.2	216
米酢	0.06	1.8
果実酢	0.55	17
ウスターソース	3.0	90
ケチャップ	5.1	153
めんつゆ	2.2	66

の体内蓄積量は、先の公式に当てはめて、

カリウム40の体内量（ベクトル）

＝1.44×50（ベクトル／日）×58（日）

＝4200（ベクトル）

となります。つまり、私たちの体内では、今この瞬間にも、毎秒四〇〇〇個程度のカリウム四〇原子が放射線を出して別の原子に変わりつつあるのです。カリウム四〇は、セシウム一三七などと違って、二種類の原子に枝分かれして変化します（次頁図参照）。八九％のカリウム四〇原子はベータ線を放出してカルシウム四〇になりますが、残り一一％のカリウム四〇原子は、電子捕獲と呼ばれる形式をとってアルゴン四〇に変わります。毎秒四〇〇〇個ほどのカリウム四〇が変化しているということは、一時間では一五〇〇万個近い数になりますから、たいへんな数です。一年では約一三〇〇億個に相当し、これによっておよそ〇・二ミリシーベルトの被曝を余儀なくされます。

以上の計算で、体の中にはおよそ四〇〇〇ベクレル程度のカリウム四〇の放射能があるらしいことが推定されましたが、はたして本当かどうか、実測データで検証してみたいと思います。九六頁の図を見てください。

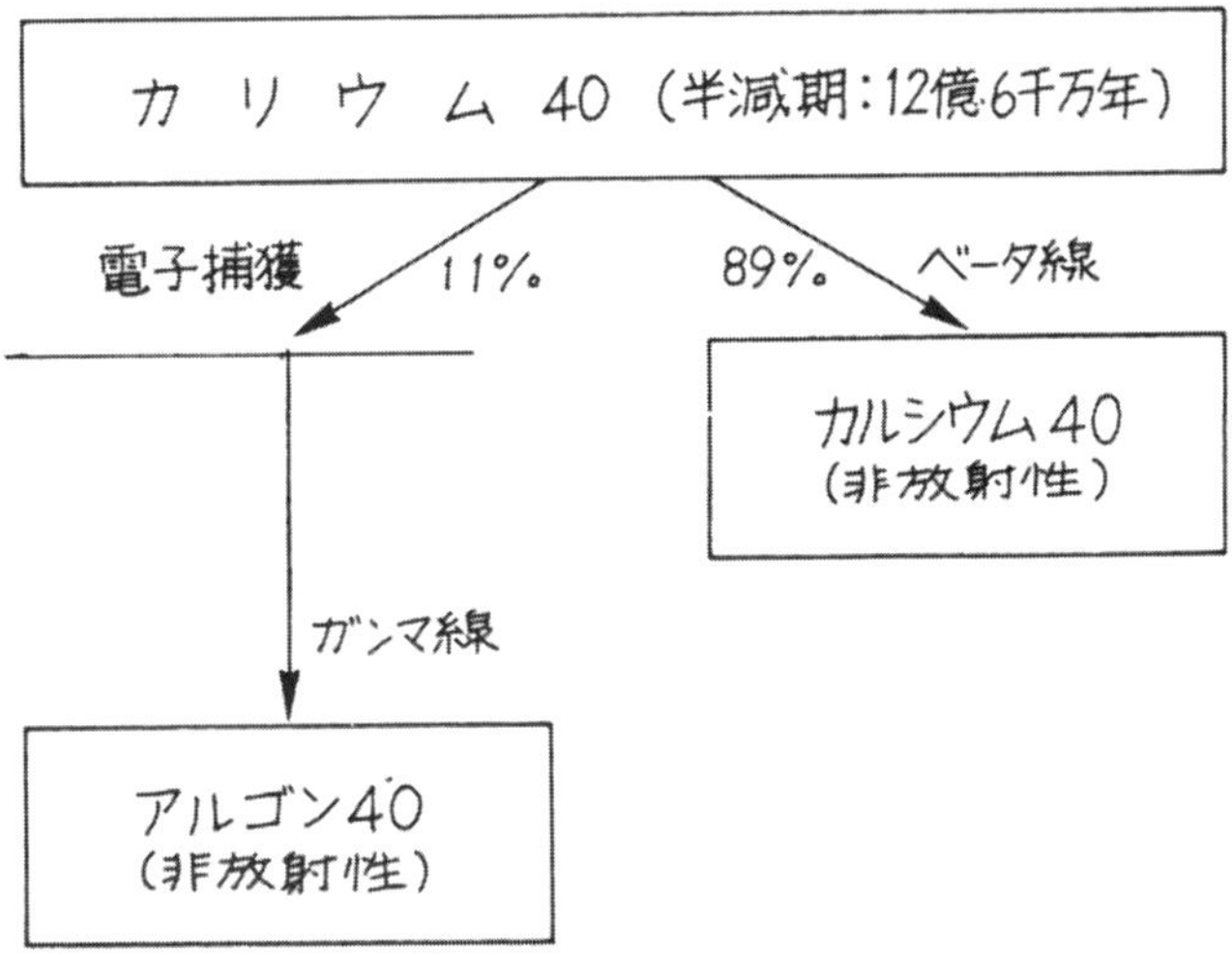

これは、私が東京大学にいた頃、研究室の共同研究としてなされた実験の結果を示したものです。東京大学の学生一〇〜二〇人ほどの体内カリウム四〇を毎月毎月八年近くにわたって継続的に測定したデータです。同一グループの学生を追跡したかったのですが、四年経つと卒業してしまう学生も多いため、途中で新しい学生を追加して測定を続けました。

このグラフから興味深いことがわかります。まずひとつは、体内のカリウム四〇の放射線は、一年に一度ずつ上ったり下ったりの周期的変化をくりかえしているという事実です。この事実をかくも鮮明に証明したデータは、世界でもこれが初めてのことだったと思います。だいたい晩夏に低くなり冬に高くなります。

夏やせ現象との関係を見るために、体重のデータも用いて周期解析や調和分析などの手法

●各年齢層の男女のカリウム40体内量

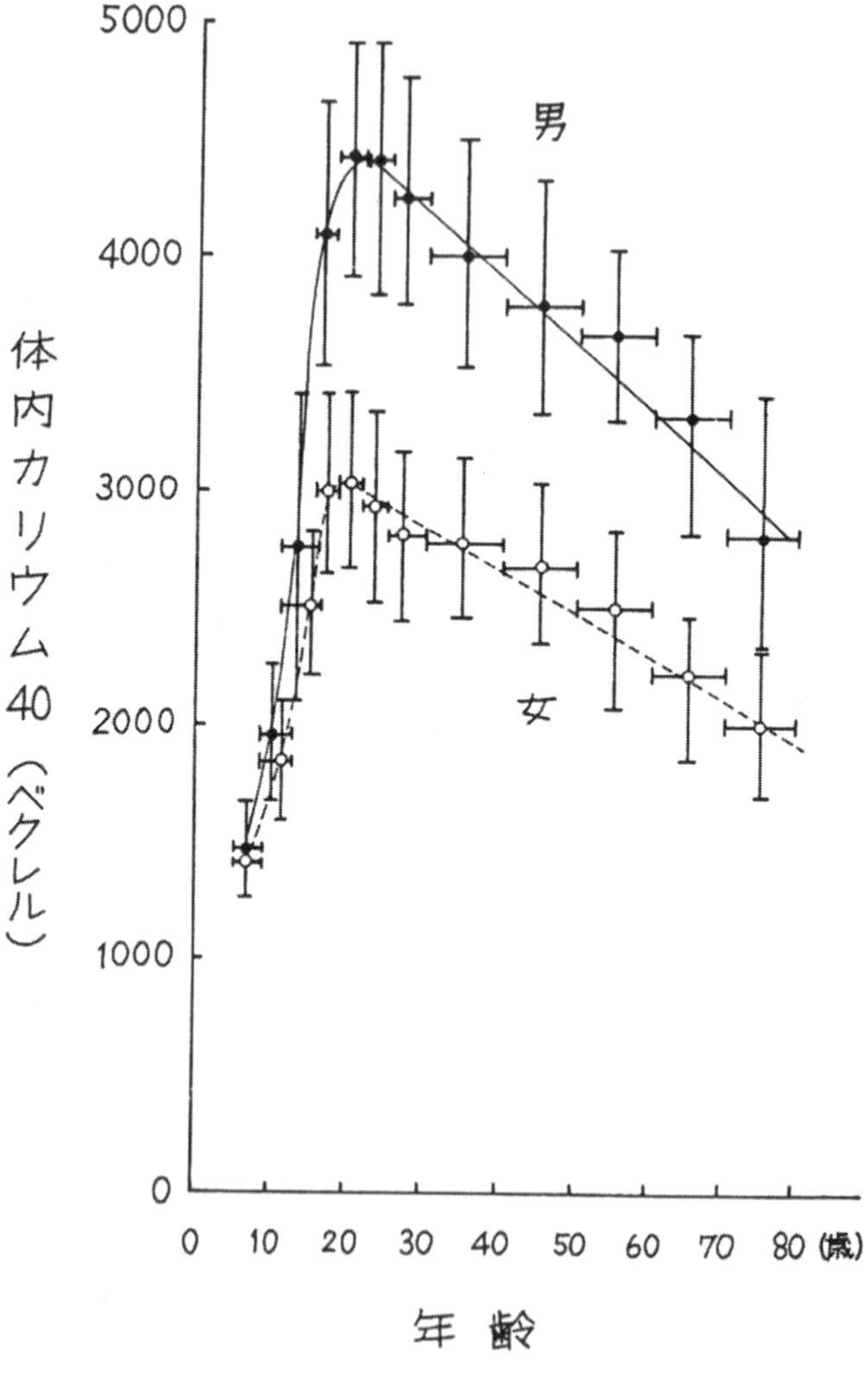

を駆使してみましたが、体重が増減するからカリウムが増減するというよりは、むしろ体重の増減よりも一週間程度先立ってカリウムの方が増減しているように思われました。

第二にわかることは、年とともにカリウム四〇のレベルが徐々に減少していることです。つまり、人は、年齢とともにカリウムの体内量を減少させるということです。一種の老化状況と考えていいかもしれません。

そして、第三に、これらの被検者のカリウム四〇の体内量がほぼ四〇〇〇～四五〇〇ベクレルであることです。これは、先の理論的推定値とたいへんよく合致しています。

前頁の図は、年齢別のカリウム四〇量を測定した結果です。先の継続測定もそうですが、これらの実測は、東京大学の原子力研究総合センターに設置された全身放射能測定装置（ホール・ボディ・カウンター）を用いて行われました。一九六〇年代末で三八〇〇万円を投じて作った装置ですから、相当なものだということがおわかりでしょう。ベッドの上に五分か一〇分寝ていてもらえば、たちどころに体内のカリウム四〇の放射能が分析されます。

図は、各年齢層の被検者を合計二〇〇〇人近く集めて測った一大プロジェクト研究の成果のひとつです。当時、団地新聞などに広告を出し、「一〇分寝ていたら謝礼一八〇〇円さしあげます」という条件で被検者を募集しました。四十歳代の主婦がわんさと応募してきて難儀したのを思い出します。全部の測定には、三年間を費しました。

これで見ると、男の方が女よりも放射能が強いことがわかりますが、これは、男の方が筋肉

●体内カリウム40量の変化

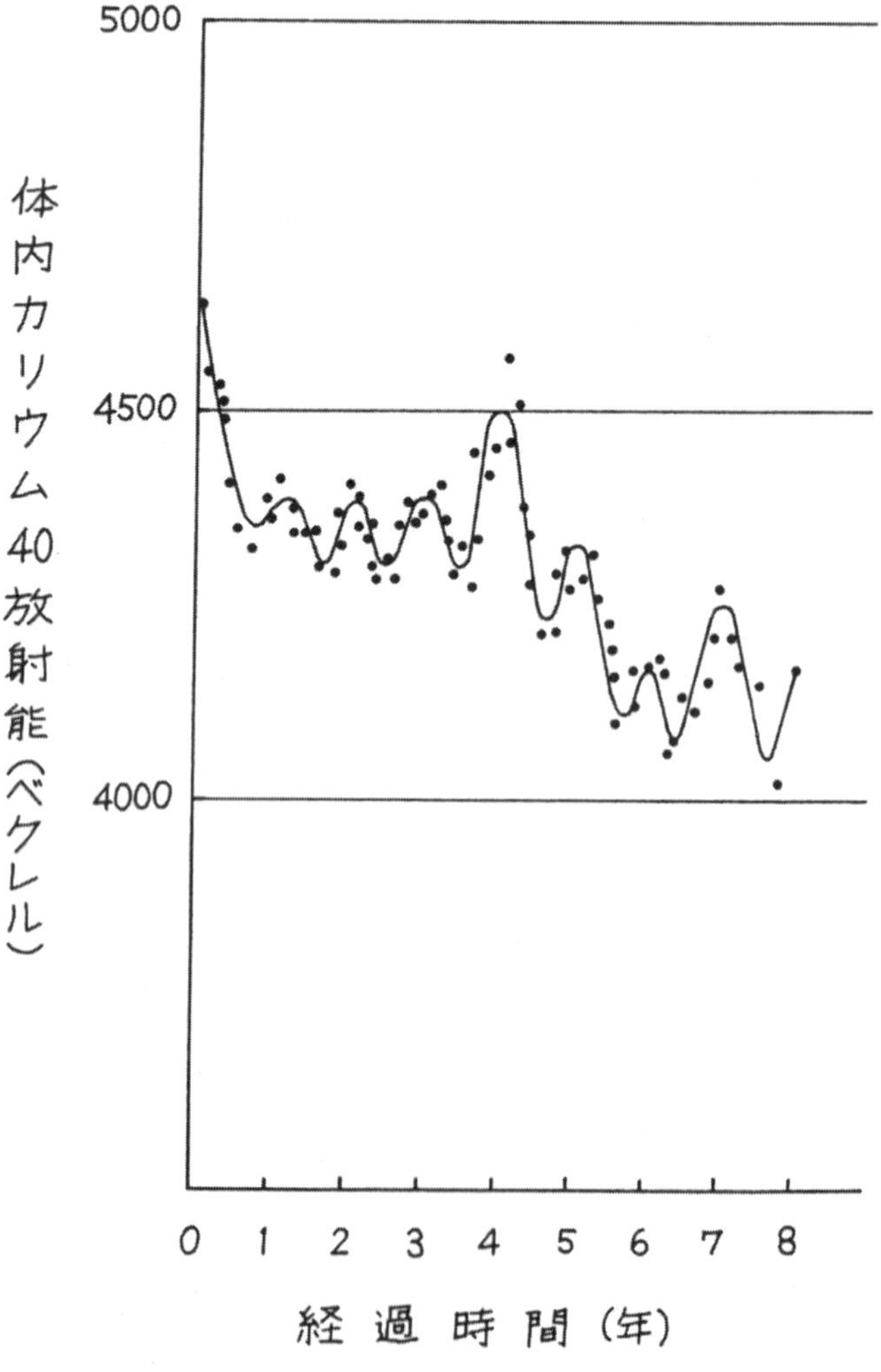

が多いためで、別の言い方をすれば、女の方が脂肪が多いからです。カリウム四〇は筋肉中に多く分布するからにほかなりません。

また、男も女も二十歳ぐらいでカリウム量がピークに達し、あとは減り続けるらしいことも示唆されています。このグラフは、ある時点でいろいろな年齢層の人を測った結果だから、同一人物をずっと測ったときこのカーブと同じ変化をたどるかどうかは保証の限りではないという異論があるかもしれませんが、先の継続測定ではまさに同一集団を追跡して同じようにカリウム四〇が年とともに減る様子を確かめていますので、人間の体内カリウムは、ほぼ二十歳を境に減少に転じると考えて間違いなさそうです。カリウム四〇の放射能は、二十歳代～四〇歳代では、男は四〇〇〇～四五〇〇ベクレル程度なのに対し、女は三〇〇〇ベクレル程度であることがわかります。

9……自然放射線による被曝

原発問題などでもしばしば、原発に起因する放射線被曝が大したことないことを説明する目的で、自然放射線がもちだされます。つまり、自然放射線は、レントゲン撮影につかわれる医療上の放射線とならんで、引き立て役に動員されるのです。しかし、「自然放射線と比べてすくない」という言い方で原発事故時の放射線被曝などを相対的に些少なものと印象づけるやり方は、おこった事態から教訓を徹底的に汲み取って余分な被曝の根絶を図っていこうという積極姿勢をすこしも感じさせない、うしろ向きの姿勢そのもののように思われます。本節では、自然放射線についての基本的な知識をまとめておきたいと思います。

私たちが被曝する自然放射線には、いくつかの種類があります。

表は、私たちが一年間に浴びる自然放射線を整理したものです。これは、一九八二年に、「原子放射線の影響に関する国連科学委員会」が発表したもので、もちろん、人が居住している環境条件でもずいぶん違いますので、これは代表的な値という程度に受けとっておく必要があります。

(1) 宇宙線

私たちの地球には、宇宙空間からさまざまな放射線が降りそそいでいます。放射線というのは、素粒子や素粒子がいくつかくっついてできている複合粒子がぶっとんでいるものの総称でしたね。地球に降りそそぐ放射線の主な成分はなにかといえば、陽子線です。粒子の数の割合で言えば、陽子が占める割合はほぼ九〇%強です。

ふつうの水素原子は、中心に陽子が一個あって、そのまわりを電子一個がまわっているたいへん単純な構造をもっています。だから陽子というのは、水素原子の原子核のことにほかなりません。プラスの電気をおびていて、ものすごい勢いで地球大気に突入し、大気中の窒素や酸

● 自然放射線による年間の被曝線量の例

（ミリシーベルト）

線源＼線量		年間の線量当量＊		
		外部被曝	内部被曝	合計
宇　宙　線		0.30	0	0.30
宇宙線生成核種		0	0.015	0.015
地球起源核種	カリウム40	0.12	0.18	0.30
	ルビジウム87	0	0.006	0.006
	ウラン系列	0.09	0.95	1.04
	トリウム系列	0.14	0.19	0.33
合　　計		0.65	1.34	2.00

（注）＊正確には、「実効線量当量」（本文参照）

素やアルゴンなどの原子と核反応を起こし、中性子や中間子を生み出します。

陽子についで多いのは、アルファ粒子です。アルファ粒子というのは、陽子二個と中性子二個が結びついている複合粒子で、ヘリウム原子の原子核にはかなりません。これも電気をおびていて、大気に猛然と突っ込んで、陽子と同じように空気中の原子と核反応を起こします。アルファ線よりも図体の大きな複合粒子も、わずかですが降り注いでいます。

陽子やアルファ粒子などの電気をおびた粒子は、大気中の酸素や窒素の原子と反応して、自分自身は止まってしまいます。地表に住んでいる私たちのところにまで舞いおりてくるのは、これらの放射線と大気原子との反応でつくり出されている二次宇宙線と呼ばれるものです。そして、その主なものは、中性子と中間子です。

第一章で、私が海外旅行したときの被曝線量の増加について紹介しました。上空に行けば行くほど、これらの二次宇宙線の強度は増大し、たくさん被曝します。東京では一年に〇・三ミリシーベルト程度の宇宙線なのに、富士山のてっぺんではその三倍ぐらいの被曝をします。国内線の飛行機に乗っても宇宙線はふえますが、逆に地表から放出される放射線がほとんど届かなくなるので、差し引き勘定では地上にいる場合とそんなに違いません。ところが、一〇、〇〇〇メートル以上のところを飛ぶ国際線の場合は、宇宙線成分がべらぼうにふえ、地上からの放射線の成分を補って十分に余りがあるので、どうしても余分に被曝することになるのです。

表によると、私たちが地上の生活で一年間に浴びる宇宙線は、だいたい〇・三ミリシーベルトです。

(2) 宇宙線生成核種

表の二番目には「宇宙線生成核種」と書いてありますが、これは、一次宇宙線が大気中の酸素や窒素の原子と核反応を起こすときに生成される放射性核種による被曝のことです。

陽子やアルファ粒子が空気原子と激しく反応すると、水素三(トリチウム)、ベリリウム七、ナトリウム二二、リン三二、イオウ三五などの多様な放射性核種が大気中に生成されます。このようないろいろな核種がつくられる反応は「破砕反応」と呼ばれており、ぶつかる粒子のエネルギーがよほど強烈でないとこういう反応はおこりません。一次宇宙線の破壊力のすさまじさを反映しています。

ところで、こうした破砕反応に伴って放出された中性子は、さらに大気中の原子と反応をおこし、いくつかの重要な放射性核種をつくりだします。そのなかで最も重要な反応は、つぎの反応です。

窒素14＋中性子→炭素12＋水素3（トリチウム）

窒素14＋中性子→炭素14＋陽子

ここに生成される水素三（トリチウム）や炭素一四はいずれも放射性で、やがて地上に舞い降りてきて私たちの被曝の原因になります。

トリチウムの方は、水の形に姿を変えて降ってきます。H_2Oの「H（水素）」の部分に「水素三」が入り込んだ形です。私たちの体の中にも取り込まれており、毎秒五〇～六〇個が体内でベータ線を放出しています。しかし、幸いなことに、この核種による被曝はたいしたことはなく、せいぜい一年間で三〇分の一マイクロシーベルト程度にすぎません。

一方の炭素一四は、空気中で酸素と結びついて、放射性の二酸化炭素（炭酸ガス）となって地上に舞い降りてきます。ほかの炭酸ガスとおなじように植物の光合成に利用され、葉や果実などに取り入れられます。これを動物が食べれば、当然、動物の細胞に取り込まれ、わずかながら被曝の原因となります。もっとも、炭素一四原子の割合はごくわずかなもので、私たちの体を構成している炭素原子の九八・八九％は炭素一二、残りの一・一一％は炭素一三です。これでもう一〇〇％になってしまいましたが、炭素一四は、炭素一二の原子七六〇〇億個あたり一個といったうんと少ない割合で含まれているのです。とてもパーセントの数字に現れるような存在比率ではありません。しかし、それにもかかわらず、体内では一時間に約一〇〇〇万個もの炭素一四原子がベータ線を出して窒素一四に変わりつつあります。これによる年間の内部被曝線量が、表にあるようにおよそ〇・〇一五ミリシーベルトというわけです。

トリチウムも炭素一四も、エネルギーの低いベータ線しか出さないので、これらの核種による外部被曝線量はゼロです。

ところで、これらの放射性核種には、被曝とはひと味違う意味での問題があります。炭素や水素は、生体分子を構成する基本的元素ですから、炭素一四やトリチウムも、他の炭素原子や水素原子と同様に細胞に取り込まれ、分子構造に組み込まれるでしょう。そのような状態で、あるとき突然炭素一四がベータ線を出し窒素一四に変わってしまったら、炭素と窒素ではぜんぜん性質が違うため、分子の結合状態がその場所で不都合をきたし、変なことになりかねません。水素三についても同じような事情があります。原子一個分の微細な傷ではありますが、単なる放射線被曝とは異なる問題があることも認識しておきましょう。

(3) 地球起源核種

表の最後の四つ(カリウム四〇、ルビジウム八七、ウラン系列、トリウム系列)は、地球上に太古の昔から存在する自然放射能の被曝の問題です。

❶カリウム四〇

この核種については、すでに詳しく述べました。誰の体の中にも何千ベクレルか入っており、一年に〇・二ミリシーベルト近い内部被曝の原因になっています。前節で、カリウム四〇の放射能は、男の方が女よりも多いことを説明したので、この核種による被曝も、男の方が女より多いと思われるかもしれませんが、ところがどっこい、そう簡単な話ではありません。

放射線の被曝線量は、体重一キログラムあたりどれだけの放射線エネルギーを吸収するかということを基礎にしていますので、体内のカリウム四〇が少なくても、体重が小さければ、一キログラムあたりの放射線エネルギーは結局似たり寄ったりになるのです。したがって、カリウム四〇の男女差にもかかわらず、内部被曝線量はだいたい同じで、男も女も大人も子どもも、年間〇・一八ミリシーベルト程度の被曝は避けられないことになります。

また、表には、外部被曝の欄に〇・一二ミリシーベルトの数字がありますが、これは、地殻や建物の壁などに含まれるカリウム四〇が放出するガンマ線によるものです。当然、木造家屋に住むかコンクリートで囲まれたアパートに住むかといった住環境によって影響を受けますが、ここに書いてあるのは平均的な数値です。

❷ルビジウム八七

半減期八〇億年のルビジウム八七は、誰の体にも〇・三グラム程度含まれており、一時間に三〇〇万発ぐらいベータ線を出しています。年間被曝線量は〇・〇〇六ミリシーベルト程度で、この核種もベータ線しか出さないため、外部被曝はありません。

❸ウラン系列

天然にあるウラン二三八を出発点として、つぎつぎに系列をなしている放射線をだしていく一連の放射性核種による被曝が、近年あらためて注目されています。

地殻や建材に含まれているこれらの核種からの外部被曝はむしろわずか（年間〇・〇九ミリシーベルト）ですが、内部被曝の方は非常に大きいのが特徴です。実は、表に出ている〇・九五ミリシーベルトのうち、〇・八〇ミリシーベルトはラドン二二二およびその崩壊生成物による肺の被曝に起因するものです。

ウラン系列の系列崩壊の様子を見てみましょう。

最初から数えて七番目のラドン二二二がガス状の原子であることは、すでに説明しました。地殻や建物の壁材などに含まれているウラン二三八から生成されるラドン・ガスは、空気中に出てきて漂いますが、実は、その間にもアルファ線を出してポロニウム二一八に変化していきます。ポロニウムはガス体ではありませんが、空気中の微細な浮遊物にくっついてプカプカと漂いつづけます。

●ウラン238(半減期:45億年)の系列崩壊

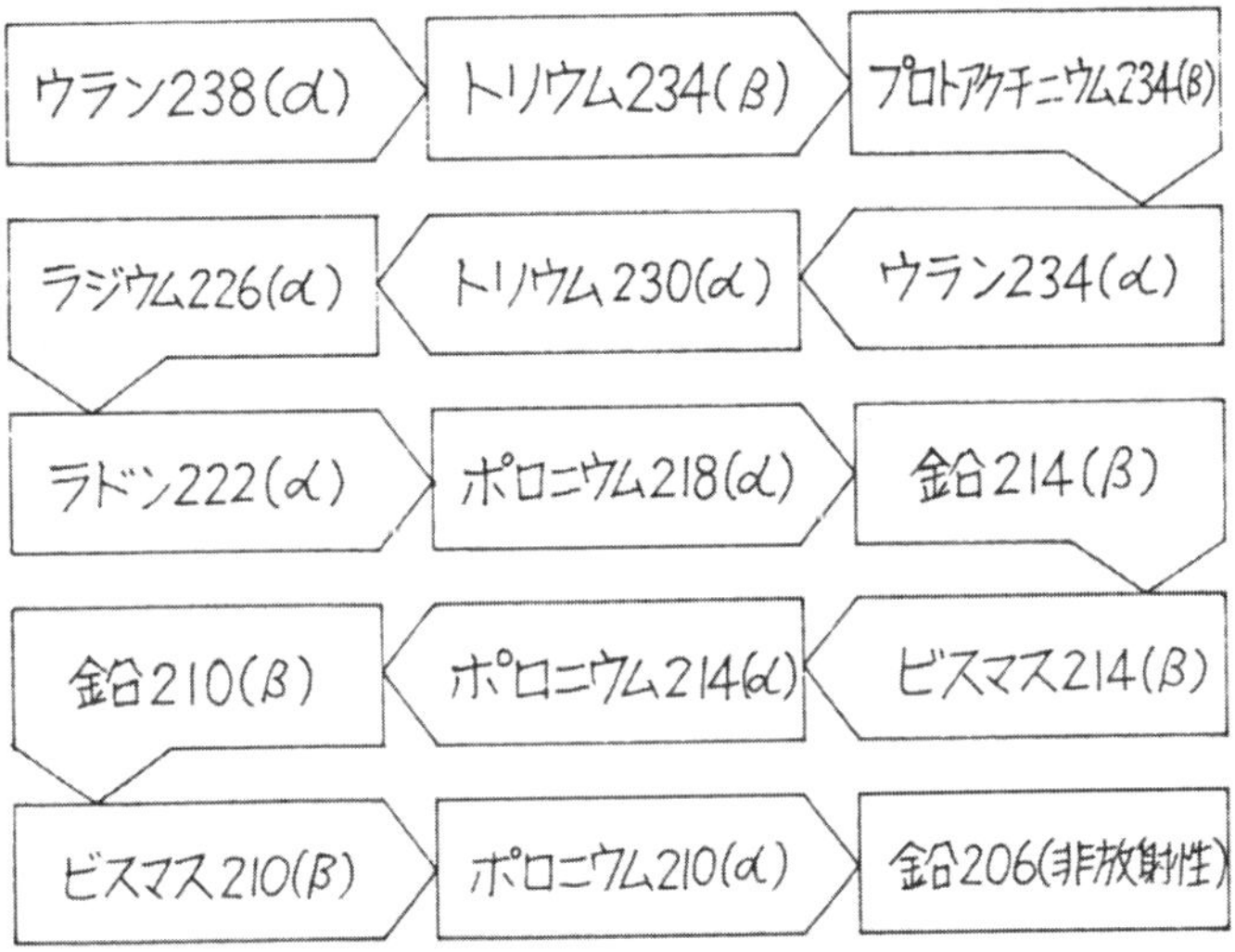

同じようにして、それ以下のさまざまな放射性核種——一括してラドン崩壊生成物とか、娘《むすめ》核種とか呼ばれる——が空気中に浮かんでいるのです。それらは、呼吸とともに肺に取り込まれ、ここで内部被曝を与えます。この寄与分が、年間およそ〇・八〇ミリシーベルトというわけです。

〇・九五ミリシーベルトのうち残りの〇・一五ミリシーベルトは、骨に入り込んだラジウムなどの放射性元素による被曝です。

ところで、肺や骨が浴びた線量を単純に加え合わせて、何でもかんでも「被曝線量」などといっしょくたにするわけにはいきません。全身が均等に一シーベルト浴びたのと、肺だけが一

● 国際放射線防護委員会(ICRP)による臓器別荷重係数

生殖腺	0.25	甲状腺	0.03
乳　房	0.15	骨	0.03
骨　髄	0.12	残りの部分	0.30
肺	0.12	合　計	1.00

シーベルト浴びたのとでは、当然人間が受ける危険の程度は違うはずです。だから、各部位がそれぞれに浴びた線量を片っ端からたし合わせるなどというのは、たいへん乱暴な話で、人間が受ける真の発癌のリスク（危険）を評価する上では、いいかげんなことになりかねません。

じつは、表の値は、肺や骨の線量を単純に加え合わせて求めたのではないのです。

国際放射線防護委員会は、各臓器にはそれぞれに放射線被曝による癌死亡のリスクに違いがあることを考慮して、臓器ごとの被曝線量に、危険度に応じた相対的重みづけ係数をかけて全身線量に換算することを考えました。たとえば、肺には〇・一二という数値が割り当てられていますが、肺だけが浴びた場合には、肺の被曝線量に〇・一二をかければ、全身が被曝したときにもたらされる危険度と等価なものとして評価できるというわけです。これらの重みづけ係数は、「荷重《かじゅう》係数」と呼ばれますが、現在のところ別表のような値が割り当てられています。係数の妥当性については、今後とも研究が進められていくでしょうが、とにかくこの荷重係数を用いれば、各部位の被曝を全身が受ける等価なリスクに引きなおして換算できることになります。ウラン系列による年間被曝線量〇・九五ミリシーベルトも、そのようにして評価された数値です。

なお、各部位の被曝を、荷重係数を利用して全身線量に相当する値に直したものは、とくに「実効線量当量」と呼ばれており、異なる条件のもとでの不均等な被曝を同じ条件で比較するための基本的な尺度として、大切な概念となっています。

(注) ウラン系列の核種による外部被曝〇・〇九ミリシーベルトはガンマ線による被曝が原因ですが、先の系列崩壊の図（一〇五頁）は、アルファ線とベータ線しか出さないような表示になっているので、ガンマ線はどこから出たのか不思議に思う人がいるかもしれません。

じつは、このウラン系列の図中に示してある「α」とか「β」という文字は、それらの原子が他の原子に変わっていくときの「壊変形式」を示したものであって、たしかに、「α」と書いてある核種はアルファ線を、また「β」と表示してある核種はベータ線を出しますが、それ以外の放射線を出さないことを意味するものではないのです。たとえば、どん尻から六番目のビスマス二一四という核種はベータ線を出しますが、それにひきつづいて強烈なガンマ線をぞろぞろ放出します。だから、地殻や建物の壁からは、そのような核種から放出されるガンマ線が出てきており、私たちに外部被曝をあたえることになるのです。

❹トリウム系列

トリウム系列というのは、天然放射性核種トリウム二三二（半減期一四〇億年）を親玉とする崩壊系列のことで、上のとおりです。

この系列の場合もラドン・ガスが出ますので、ウラン系列の場合と同様、空気中に放射性浮遊物を生じることになります。しかし、量的には、ウラン系列に由来する内部被曝の方がはるかに多く、トリウム系列由来の被曝は〇・一九ミリシーベルト程度にとどまります。

これらの自然放射線によって、人間は一年間にほぼ二ミリシーベルトの実効線

●トリウム232（半減期：140億年）の系列崩壊

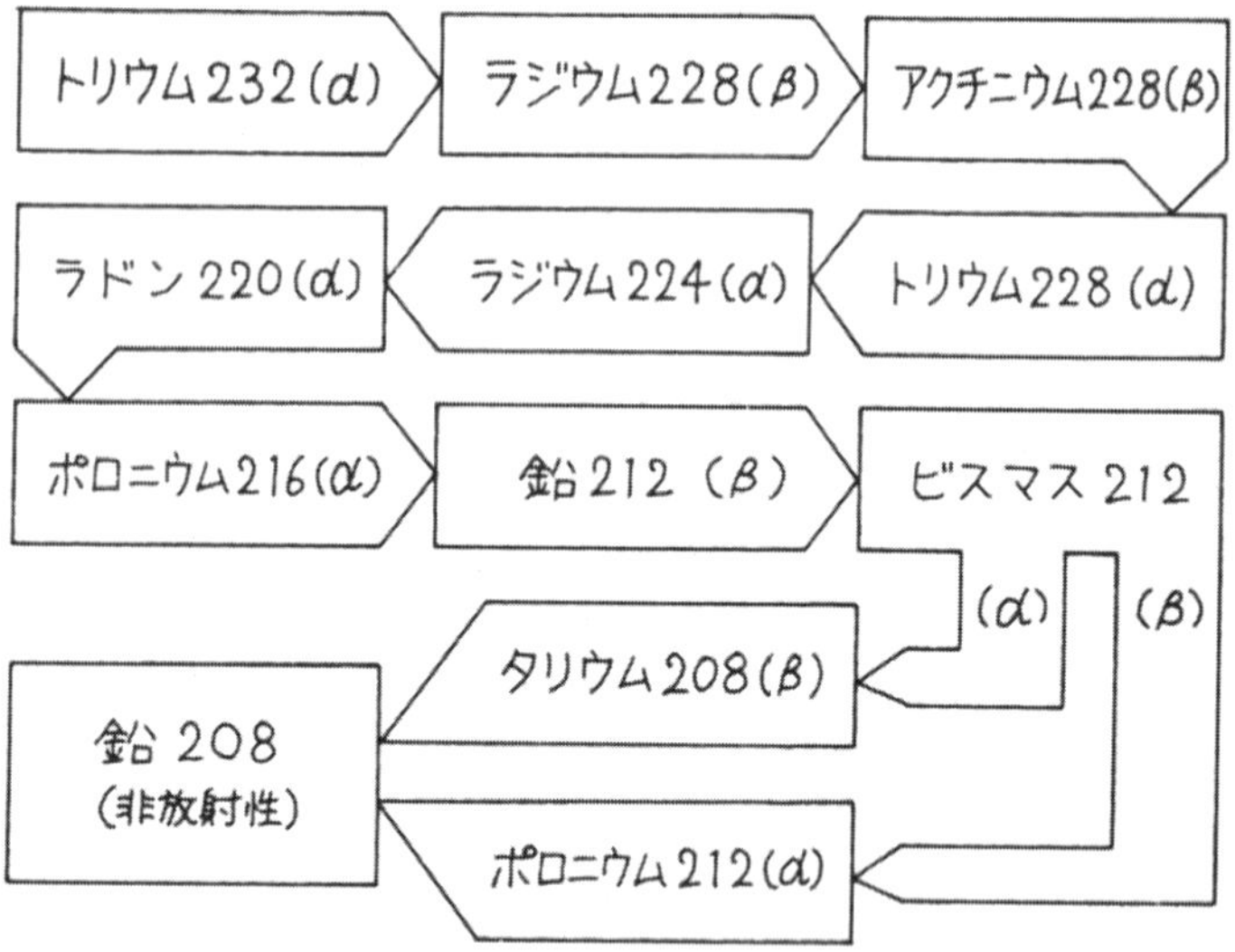

量当量を受けていることになります。世界平均で年間二・四ミリシーベルト程度と言われていますが、日本では、地質に含まれている天然の放射性物質の種類や濃度が違うため、平均一・四ミリシーベルト程度です。もちろん、あとで説明するように、日本でも地域によって違いがあります。いずれにしても、外部被曝より内部被曝の方が倍ぐらい多い点は注目すべきでしょう。とくに建物の壁などからしみ出してくるラドン・ガスに起因する被曝は、どういう建材が使われているかとか、風通しはどうかといったことでも大きく影響されます。あとで述べられるように、自然放射線もなるべく被曝はすくない方がいいので、やがては、建材の選択や建物の構造にも工夫が施されて、自然放射線被曝をできるだけ少なくする試みが普及することが期待されます。自然放射線の被曝を減らすには水上生活をすればいいのですが、みんながみんな川や海に船を浮かべて生活するわけにはいきません。せめて、より放射能含有量の少ない建材を開発したり、ラドン・ガスが室内に高濃度でこもったりしない工夫をすることが有効だと思われます。

＊参考　自然放射性元素と人工放射性元素

自然放射線でも人工放射線でも、同じシーベルトだけ被曝すれば被害の程度は基本的に同じです。細胞にしてみれば、いま自分を傷つけていった放射線が自然の放射線か人工の放射線かなどということは知るよしもないのですから、これはあたりまえのことです。自然放射線は無害で、人工放射線だけが有害なのだと思い込んでいる人がいますが、それは根拠がありません。「だって、ラジウム温泉はかえって体にいいって言うじゃありませんか」という質問を受けることがありますが、ラジウム温泉の効用が自然放射線のせいだなどという証拠はどこにもありません。

放射線防護学の専門学会である日本保健物理学会は、かつて『放射線の人体への影響』という小冊子を発行しましたが、その中でも、「放射線は温泉であるからといって特別な効果を与えることはまったくありません」と説明しています。また、環境放射線問題の研究者である市川龍資氏が書いた『暮らしの放射線学』（電力新報社）の中にも、「ラドン温泉は病気に効くか」という問いかけがあって、「ラドンがなぜ病気に効くのかという問いに対しては、ラドンから出るアルファ線が体内で細胞を照射して何らかの刺激を与え、変化をもたらすことにより治療効果を生じると考えられるが、その証明や論拠はない。それゆえ、わが国ではラドンによる医療は法的に認知されていない」と解説しています。自然放射線は無害で、人工放射線だけが有害だというのは、一種の迷信にすぎません。

しかし、自然界にない放射性元素と、人間がつくりだした放射性元素については、ちょっとした注意をしておく必要があります。

生物は、長い長い進化の過程を通じて現在まで生き残ってきました。もしも、自然放射能を多量に体内に蓄積するような生物がいたら、有害な放射線を浴びて生存に不都合をきたし、淘汰されてしまったでしょう。逆の言い方をすれば、現在生き残っている動物や植物は、自然界の放射性物質をあまり多量には蓄積しないしくみをもっているのだと言ってもいいでしょう。もちろん、地球という惑星に、自然放射性物質そのものがそう大量に存在しているわけではないという好都合な条件もあったことは事実です。地球に大気がなければ、一次宇宙線による核反応で、地上は放射能だらけになるところですが、大気の層がそれを最小限にくいとめています。ウラン系列、トリウム系列、カリウム四〇、ルビジウム八七などがあるにはあるが、生存の条件に決定的な悪影響を与えるほどではありませんでした。もちろん、これらの自然放射能が、人間を含む生物に多少なりとも悪影響を与えていることは事実ですが、生存の条件を奪うほどではありません。

こうした中で、生物はあまり自然放射能を蓄積することなく生命活動を営むことができているのです。

一方の人工放射性元素はどうでしょうか？

人間は、いろいろな元素を必要としています。たとえば、甲状腺は、甲状腺ホルモンをつくるためにヨウ素原子を必要とします。二〇世紀のなかばまでは、天然の世界にあるヨウ素はみんな放射能をもたないヨウ素でした。だから甲状腺はヨウ素原子のどれこれの区別なく利用して安心していられましたので、ヨウ素と見れば甲状腺にため込むくせがついています。こういうところに人工放射性元素であるヨウ素一三一のようなものがくれば、甲状腺はそんなことはつゆ知らず、これを取り込んでしまいます。

つまり、自然界になかった放射性元素が放出されて環境を汚染すると、そんなことに頓着なくいろいろな元素を利用するしくみをつくってしまった自然のメカニズムの中で、放射能がとんでもなく蓄積されたりする可能性があるのです。

もちろん、原発事故で放出される放射性核種のすべてが環境中で濃縮されるというわけではありません。それは、あたりまえです。しかし、甲状腺とヨウ素一三一の例に典型的に見られるように、人工放射性核種のなかには著しく蓄積されるものがあるという事実に、私たちは注目しなければなりません。

人間は骨をつくるためにカルシウムを利用しますので、カルシウムと似た化学的な性質をもったストロンチウム九〇などの向骨性核種を骨に集めてしまいます。今までは、自然界に放射性のストロンチウムなどありませんでしたからまったく問題はなかったのですが、原発事故といった事態に直面するに至って、新たな問題を生み出したのです。

自然の放射性核種も濃縮されることはよく知られています。とくに、ポロニウム二一〇というウラン系列に属する放射性核種は二〇〇〇倍くらいにも濃縮されると言われます。トリウムも一〇〇〇倍程度の濃縮係数が報告されています。しかし、それにもかかわらず、私たちの体にはポロニウム二一〇やトリウム二三二が高濃度に蓄積されていて生存上不都合なほどの被曝を与えているという事実はありません。

自然放射性核種にも人工放射性核種にも、濃縮されやすいものとされにくいものがあるのは当然です。だからといって、人工放射性核種の環境汚染に特別の関心や注意を払う必要がないのかというと、そうではありません。人工放射性核種の中には、複雑な食物連鎖を通じてきわだって濃縮されるものがあるという事実にこそ注目し、そうした放射性核種による環境汚染を防ぎ止めることが大切です。

注目　ちょっと危険なプルトニウムとアクチニウム系列

ウラン二三八を親とするウラン系列、トリウム二三二を親とするトリウム系列については説明しましたが、人口の放射性核種である「プルトニウム二三九」について説明しておきます。プルトニウムという元素は、天然の世界には存在しないもので、原発の燃料の中の反応で生成されるやっかいなシロモノです。核燃料の中に含まれるウラン二三八に中性子があたるとウラン二三九ができるのですが、これがベータ線を出してネプツニウム二三九に変化します。すると、マカ不思議、ネプツニウム二三九はさらにベータ線を出してプルトニウム二三九に変わるのです。「ウラン－ネプツニウム－プルトニウム」という名前は、「天王星（ウラーヌス）－海王星（ネプチューン）－冥王星（プルートー）」の名に由来します。

こうしてできたプルトニウム二三九が、実はやっかいなことに次から次へと姿を変えて、

「アクチニウム系列」と呼ばれる系列崩壊をするのです。その筋道を示すと、次のとおりです。
プルトニウム二三九－（アルファ崩壊）→ウラン二三五－（アルファ崩壊）→トリウム二三一－（ベータ崩壊）→プロトアクチニウム二三一－（アルファ崩壊）→アクチニウム二二七－（ベータ崩壊）→トリウム二二七－（アルファ崩壊）→ラジウム二二三－（アルファ崩壊）→ラドン二一九－（アルファ崩壊）→ポロニウム二一五－（アルファ崩壊）→鉛二一一－（ベータ崩壊）→ビスマス二一一－（アルファ崩壊）→タリウム二〇七－（ベータ崩壊）→鉛二〇七（ここでやっと放射能をもたなくなる！）

このようにぞろぞろとアルファ線やベータ線を出しながら姿を変えるので、プルトニウム二三九が体の中に入ってくるととてもやっかいですね。たくさん被曝してしまいます。だから、プルトニウムによって環境や食品が汚染することには、みんな神経をとがらせています。福島原発事故でも発電所周辺の土壌からプルトニウムが検出され、社会に心配を与えました。プルトニウムそれ自身はアルファ線しか出さないので、それが体の外にある限り、そこから出たアルファ線は空気中を数センチメートルしか飛べないため、人間の体の被曝には関係ありません。逆にいえば、プルトニウム二三九を含む土にガイガー計数管のような測定器を向けても、アルファ線は測定器の中まで入り込めないので、そもそも測定できません。特殊な分析装置が必要ですが、福島原発事故の過程では、東京電力がプルトニウムを測定する装置をもっていないことが報道されるなど、ますます不安を与えました。福島第一原子力発電所の一号機・二号機の燃料はウラン酸化物、三号機の燃料はウラン酸化物とプルトニウム酸化物の混合燃料を使っています。こう言うと、プルトニウムが問題になるのは三号機の場合だけのようにカン違いしがちですが、実はウランだけの燃料の場合にも、前述のように発電所の運転にともなってウランがプルトニウムに変わってくるので、両方ともプルトニウムの問題はあるのです。外部の土壌の中にプルトニウムが見つかったということは、本来、原子炉建屋の中の、原子炉格納容器の中の、原子炉圧力容器の中の、核燃料被覆管のなかの、核燃料のペレット（ウランやプルトニウムの酸化物を焼き固めたもの）の中にあるはずのものが出てきたのですから、原子炉の中と環境がつながってしまったことを意味します。食物などにプルトニウムの汚染が広がらないように、厳しい監視と環境へのもれを防ぐ手立てが不可欠です。

＊参考　自然放射線の地域差

地殻に含まれる放射性物質の濃度は、地域によってずいぶん違います。

次頁の図は、財団法人放射線計測協会が「はかるくん」と呼ばれるニックネームの測定器で測定した各都道府県別の自然放射線量率（マイクロシーベルト／時）を示したものです。これでみると、総じて関東地方や東北・北海道地方では低く、北陸、関西、中国、四国地方で相対的に高いことがわかります。関東地方で低いのは、富士山の大爆発によって放出された赤土が

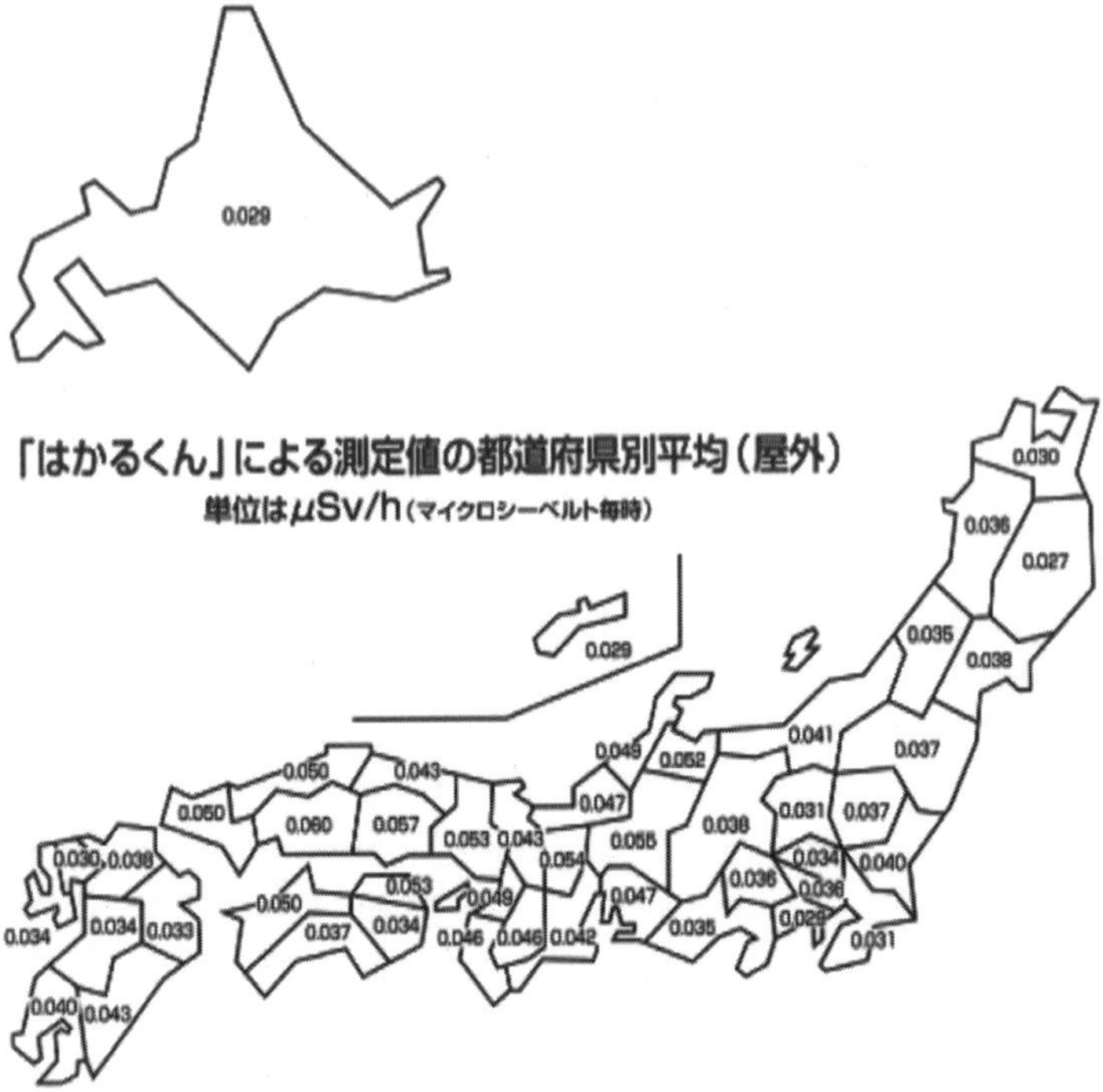

関東ローム層となって表面をおおっているためで、この土は天然の放射性物質をあまり多量に含まないからです。それ自身が放射線を出さないうえ、それより下層から出る放射線を遮蔽する役目を果たしますので、被曝が減ります。

一方、たとえば岡山や鳥取の県境にはウラン鉱山が開発されているくらいですから、地中に含まれる放射能が関西以西ではやや高いのです。岩手県と岐阜県では、約二倍の差がありますね。

もっとも、これらの値は、裸地の地上一メートル地点での測定結果ですから、最近のように道路舗装が進んでくると、地域の差はこの表ほどではなくなる可能性があります。たとえば、私は、東京から京都に移り住みましたが、どちらもコンクリートの建物の中に住んでいますので、被曝条件もそう大きくは変わりません。事実東京から京都への移転の前後で、私の月間被曝線量は、海外旅行をした月などを除けば、ほとんど変化が見られません。私たちは裸の土地の上に寝ているわけではないので、人間の被曝はこの図の値ほどの違いはないのが普通です。

いずれにしても、たとえば神奈川と福井では二倍ぐらい違うので、もしかすると福井県では癌死亡率が神奈川県より高いのではないかと気になるかもしれません。私は、共同研究者と協力して、国勢調査のデータや厚生省の癌死亡統計を活用し、表に示された都道府県別放射線レベルと癌死亡率の間に関係があるかどうかを調べました。その結果、全体としては、関係はないことが判明しました。子宮癌について、自然放射線の高低と正の相関関係があるデータが示唆されましたが、逆に食道癌などは負の相関が示唆されるなど、きまった傾向がありません。しかも大半の癌については有意な相関はなく、自然放射線レベルと癌死亡率の間に明確な相関関係があるとは考えられませんでした。

しかし、このことは、自然放射線が無害であることを示すものではありません。現在、癌で死ぬ人は年間二〇万人近い数に達しています。一方、自然放射線の被曝によって癌で死ぬ人は、年間二〇〇〇人程度のオーダーだと推定されます。癌の原因にはいろいろあるので、それらの要因の強弱が都道府県で異なると、その変動の範囲のなかに自然放射線レベルの高低に伴う癌死亡率のわずかな変動などは呑み込まれてしまい、明確な結論は出てこないのです。有意な相関関係が認められないということは、放射線は癌の発生にとって無害だということの証拠ではない点には、十分気をつける必要があります。癌誘発にかかわる諸原因の変動のかげに隠れてしまって、明確な形で出なかったということなのです。

私は、この問題については、ひとつの忘れられない思い出があります。それは、東京電力福島第二原発一号炉の設置許可処分の取り消しを求める行政訴訟に関することです。これは、現地の住民を原告とし、通産大臣（当時）を被告とする裁判で、第一審は福島地方裁判所で争われました。被告側は、低いレベルの放射線は無害であることを立証する趣旨で、元東北大学教授の粟冠《さつか》正利氏の論文を提出しました。それは、当時前出の阿部史朗氏らが測定を終えていた二七の県での自然放射線・レベルと、それらの地域での癌死亡の関係を扱った論文でした。私は、原告側の証人として、この論文の当否を判定し、延べ一〇時間以上証言しました。

改めて検討してたいへんびっくりしたことは、この論文に計算間違いやミスプリントが信じられないくらい多かったことです。しかも、粟冠氏の手法どおりに正しく計算すると、自然放射線レベルの高い県では癌死亡率が高いという逆の結論が導かれるのです。それは、被告国側が意図したこととは一八〇度反対の内容でした。私の証言に裁判長さえ「どうしてこんな間違いの多い論文を被告が出したのか」と言わんばかりに、首をかしげていたのを覚えています。

あとで詳細に検討し直してみると、粟冠論文のデータを分析して、自然放射線レベルと癌死亡率の間に正の相関が見られたのは「見かけ上のこと」で、各県の人口の年齢構成に違いがあるためとわかりました。どういうわけか、自然放射能が高い地方では年齢構成が高齢者にかたよっているのです。老人人口が多ければ、当然、癌死亡が多くなるので、見かけ上、自然放射線レベルが高い地方では癌死亡が高い結果が示されたのです。そこで、各県の人口の年齢構成を同じ条件に調整してから分析すると、だいたいにおいて、どの癌でも、自然放射線レベルと癌死亡率の相関は有意でなくなってしまいます。だからどの県に住んでいるかによって癌死亡の危険性を気に病むような心配はしなくてよさそうです。

第三章 ❖ 放射線の人体への影響

1……放射線障害の歴史

宇宙は、およそ一五〇億年前の大爆発（ビッグ・バン）で始まりました。初めは簡単な素粒子が右往左往する世界でしたが、素粒子どおしの反応が繰り返されてより複雑な複合粒子が形成されていきました。水素の原子核（つまり、陽子）のような単純な粒子を主成分とするガス状物質は、やがて重力（引力）の作用で互いにくっつきあい、星を形づくり、巨大な星の中心部ではものすごい圧力が作用して核融合反応がおこり始め、ヘリウムなどのより大きな原子核をつくっていきました。そして、超巨大な星はその断末魔の大爆発（超新星爆発）を通じて、更に大きなさまざまな原子核を創り出し、宇宙に飛び散らせました。それらは、再び重力の作用で集合して星をつくり、同様のプロセスを繰り返しながら、多様な原子を生み出しました。

こうして、宇宙が始まって一〇〇億年ほどが経ったころ、広大な宇宙の一角に位置する私たちの銀河系島宇宙の一隅で、わが太陽が形成され、その周囲をめぐる物質も互いにくっつきあって小さなかたまり（微惑星）になっていきました。微惑星はさらに引き寄せあい、水星、金星、地球、火星……などの惑星に成長しました。それは、今から四五億年ほど前のことだったと考えられています。

微惑星の衝突の過程で地球内部にはものすごいエネルギーが蓄積され、初めのころは表面もどろどろとした灼熱の世界でしたが、やがて表面が冷えて固まっていきました。初期の地球を取り巻いていた一次大気が強い太陽風などの作用で吹き飛ばされたあと、地中の揮発性物質が気体となって二次大気の層を形成しました。水蒸気はその中の最も重要な成分でした。

長い時間の経過のなかで地表温度がじょじょに下がってくると、水蒸気が凝縮して液体としての水となって地表に降りそそぎました。水は凝縮と流動と蒸発の循環を繰り返し、その過程で地表のさまざまな物質を溶かし込んで原始の海をつくりました。

強い紫外線の作用で水蒸気が分解して酸素が形成されはしたものの、原始大気中には酸素はごくわずかしか含まれていませんでした。

こうした地球の生い立ちにとって、太陽から地球までの距離と、地球自身の質量はたいへん大切な役割を果たしたことに注目しなければなりません。太陽からのちょうどよい距離は、やがて生命をはぐくむ舞台となる地球にほどよい温度条件を保証しました。金星では近すぎ、火星では遠すぎるのです。太陽と地球の距離は、その点で絶妙でした。また、地球のほどよい質量は、水分子や酸素分子や炭酸ガスなど、生命の誕生に不可欠な気体を宇宙に散逸させることなく、地表に引き寄せておくうえで絶妙のものでした。まさに、地球こそは、宇宙でも稀《まれ》にみる好条件を備えた惑星だったのです。

地球が誕生して六、七億年たつうちに、海に原始的な生命が現れました。外界から必要な物質を取り込んで不要なものを排出しながら自立した活動を営み、自分自身を複製して子孫を残していく――こうした巧妙なしくみを獲得した生命は、初めは、強い紫外線の影響を受けることのない深度の海に登場したのでしょう。やがて炭酸同化作用を営む原初的な緑色植物が現れると、少しずつ酸素ガスが生成され、それらは大気中に放出されて紫外線をさえぎる大切な役割を果たしていきました。紫外線が弱まると、生命は海の表面近くにまで生活圏を広げても安全になり、陽光を豊かに受けてますます活発な光合成を営んで、酸素を多量に生産する条件をつくりました。それは大気中の酸素濃度をいっそう増大させ、紫外線を能率よく遮蔽するようになりました。大気上層にはオゾン（酸素原子が三つ結合した分子）も生成され、紫外線をさらにくいとめる上で重要な役割を果たしました。

原始の生命が誕生してから三〇億年以上も経過する間に、大気中の酸素濃度はかなり上昇し、ついである種の植物が海から陸に上がって生活を営むようになりました。豊富な太陽の光のエネルギーを利用できるようになれば光合成は飛躍的に活発になり、酸素濃度はさらに増大し、やがて、絶妙なしくみをもつ動物が水圏から陸圏に登場する条件をつくりました。最初、特殊な魚類や両生類からスタートした陸上生活は、長い時間の流れのなかで、鳥類や哺乳類のようにもっぱら地上生活を営む種の出現をむかえ、ヒトの登場にいたる進化の道筋を歩んでいきました。

進化の過程は、自然放射線とのたたかいの道程でもありました。進化は、いろいろな原因による突然変異をきっかけとして生まれた新種が「自然淘汰」によって選択されるという過程で、じょじょに歩みを進めたものと考えられます。生物が進化の階段を次第に上昇し、複雑で巧妙なしくみを獲得するにつれて、放射線による突然変異は、それまでに達成したしくみをいっそう改善する方向におこるチャンスは非常に少なくなり、逆に、せっかく獲得した絶妙のしくみに傷をつけ、台無しにする方向に作用するものが圧倒的に多くなったと思われます。とりわけ、進化の究極においてたどりついた人間の場合には、放射線による突然変異がプラスの効果を生む可能性はほとんどなくなっていると推定されるのです。

このように、自然放射線は進化の過程を通じて作用しつづけたのですが、人間はやがて社会を形成し、組織的に生産活動を営むようになり、自然への意識的な働きかけを通して自然放射線への被曝の機会を増大させました。

記録に残っている範囲で最も古い放射線障害の事例は、西暦一五〇〇年当時のヨーロッパの鉱山労働者に見られました。胴やコバルトや岩塩を掘っていたエルツ山地の労働者たちは、原因不明の肺の疾患に悩まされました。鉱山労働者の死亡原因の半分近くが肺の奇病によるものであり、長いあいだその原因は謎につつまれていました。その原因が解明されたのは、二〇世紀に入って四半世紀が経ってからでした。ルドヴィッヒが、この肺の奇病は、それらの鉱山の鉱床に含まれるウランをはじめとする天然の放射性物質の吸入に起因するものであることをつきとめたのです。

この事例は、人間がその生産活動に伴って自然放射能に接する機会を増大させたことに起因するものでしたが、当時はまだ「放射能」のホの字も知られていなかった時代であり、いわば無知の時代の労働災害とでも言うべきものでした。

人間が意識的に放射線を使うようになったのは、もちろん、レントゲン博士が一八九五年にエックス線を発見してからのことです。エックス線で身体を写すと、軟組織の部分が透けて骨がくっきりと描出されます。これは医師たちの大きな関心を呼びおこし、医療分野での活発な利用を導いていきました。

医療上の放射線利用は、病巣の発見に力を発揮し、人の命を救うために役立てられていきましたが、一方では、さまざまな障害をも生み出しました。

エックス線発見の翌年、フランスのベクレル博士がウランの放射能を発見しました。ウランを目の前にもってくると、外から何も手を加えないのに、エックス線と同じように物体を突き抜ける性質をもつ放射線を出すことを発見したのです。この新発見はキュリー夫人の学問的興味を刺激し、一八九八年のポロニウムやラジウムなどの新しい放射性元素の発見をもたらしました。

ラジウムは、夜光塗料、癌治療、物理・化学研究のための放射線源などとして利用されましたが、この場合にも多様な放射線障害を結果しました。夜光塗料を時計の文字盤に塗る作業に従事していた人びと（ダイアル・ペインター）は、ラジウムを体内に取り込み、咽頭癌、骨腫瘍、再生不良性貧血などにおかされていきました。癌治療へのラジウムの利用は、不治の病と恐れられる癌を退治する面で効果を上げげましたが、他の種類の疾病への安易な流用を通じて不幸な障害をつくりだしました。ある場合にはドリンク剤としてさえも応用され、誇大な宣伝のもとで被害を拡大した事例もありました。また、物理・化学研究に従事する科学者たちも、安全管理に対する無知から過剰に被曝し、キュリー夫人もその娘のイレーヌ・キュリーも、のちに放射線障害で命を失うにいたりました。

一九世紀末、放射線を一時に多量に浴びると急性の障害に陥ることが知られ、二〇世紀初頭には、被曝後数年を経て晩発性障害が出る可能性のあることが明らかとなりました。そして、一九二七年には、アメリカの遺伝学者マラーのショウジョウバエを用いた実験を通じて放射線は世代を超えた遺伝的障害をもたらすことが示されました。

一九四五年八月の広島・長崎の原爆被災は、一九五〇年以降の被爆者の追跡調査を通して、放射線の被曝量と障害発生率の量的関係をヒトの集団について明らかにする機会をつくってしまいました。さまざまな癌が放射線によって誘発されることが示唆され、放射線をたくさん浴びるほどそうした疾病が高い発生率でおこることが解明されてきました。

さらに、妊娠期間中のレントゲン撮影に起因する子どもの癌の増加や、多種多様な動物実験の結果は、放射線レベルが低い領域でも癌の誘発がおこる危険があることを明らかにし、「放射線は浴びないにこしたことはない」という基本認識を土台におく必要があることもわかってきました。

最近一〇年ほどのあいだに、アメリカのラッキーは「微量放射線の刺激効果」について主張し、生物は、まったく放射線を浴びないよりも、少し被曝した方が活性度が上昇することを提起しました。しかし、微量放射線の照射による微細な傷跡を修復するために修復酵素の働きが活発になるということはあり得るにしても、人間も放射線をすこし浴びた方がいいなどという短絡的な結論を導くことは到底できません。放射線は、自然放射線であれ、人工放射線であれ、被曝しないにこしたことはないのです。

2……放射線障害の二つのタイプ

前節で述べたような歴史的な経過をたどって明らかにされてきた放射線障害についての知識は、こんにち、つぎのように整理されています。すなわち、人間が放射線を浴びると、①確定的影響と、②確率的影響がおこるということです。本節では、この二つのタイプの放射線障害についてまとめてみましょう。

「確定的影響」とは何というむずかしい用語でしょう。お医者さんは「ニキビ」のことを「尋常性挫瘡」といい、「めまい」のことを「眩暈《げんうん》」などと言います。冗談に「キッス」の定義を聞けば「球状筋肉の収縮状態における構造的並列」なんていう答が返ってきてガク然とします。難解な用語法は、科学を市民から遠ざける原因です。科学者は、むずかしい内容をやさしく解説することにこそ、もっと意を用いるべきでしょう。

❶確定的影響

確定的影響というのは、あるレベルの限界線量（しきい値）をこえるとおこるが、それ以下の被曝では障害がおこらないようなタイプの影響です。つまり、限界線量以上では確率一で必ずおこり、限界線量以下ではおこらない（発生確率〇）という意味で、「確定的」と呼ばれるのです。

たとえば、放射線による脱毛は典型的な確定的影響です。三・五シーベルト程度以上浴びないと脱毛現象はおこりません。チェルノブイリ原発事故のとき緊急活動に従事した人びとの中にも、頭髪がすっかり抜けてしまった例が見られたことは、テレビでも報道されました。たとえば五シーベルト浴びて毛が一〇、〇〇〇本抜けたら、〇・〇五シーベルトの被曝では一〇〇分の一の一〇〇本が抜けるなどということはありません。限界線量以下の被曝では脱毛は一本もおこらないのです。

もしも放射線障害にこのタイプしかなければ、ずいぶん気が楽です。すこしぐらい浴びても、限界線量を超えさえしなければ、誰も障害に陥る心配がありません。

しかし、たいへんやっかいなことに、放射線にはもうひとつ、確率的影響というものがあるのです。

❷確率的影響

確率的影響は、限界線量がないと考えられるようなタイプの影響で、癌や遺伝的影響がその典型であると考えられています。これ以下ではおこらないという線が引けないような障害で、低い線量領域でも小さい確率なりに障害がおこり得ると考えられるタイプのものです。私は、ちょっと不謹慎かもしれませんが、この型の障害を「癌あたりくじ型影響」とたとえています。「癌あたりくじ型影響」のたとえでは、放射線を被曝することは「癌あたりくじ」というありがたくないいくじを強制的に買わされるようなものとたとえられます。放射線をたくさん浴びるということは、癌あたりくじを何百枚も買うことに相当し、放射線をすこし浴びるということは、癌あたりくじを一、二枚買うことに相当するというわけです。

宝くじの場合、一〇〇枚買って一等に当たろうがたった一枚買って一等に当たろうが、あたりはあたりですから賞金は同じです。一〇〇枚買った人はいっぱい買ってくれたから、たとえば一、〇〇〇万円あげるが、一枚しか買わなかった人はケチだから、同じ一等当選でも一〇万円しかあげないなどという不公平なことはありません。当選は当選ですから、買った宝くじの枚数にかかわらず同じ賞金をもらえるわけです。

放射線の癌あたりくじの場合にも基本的に同じです。一シーベルト浴びて白血病になろうが、〇・〇一シーベルト浴びて白血病になろうが、白血病としてのひどさに違いはありません。〇・〇一シーベルトの白血病は一シーベルトの白血病よりもずっと軽症ですむなどということはありません。白血病としての重篤度は被曝した線量の多寡と無関係です。

しかし、宝くじの場合、たくさん買えば買うほど当選しやすくなるのと同じように、放射線癌あたりくじの場合も、被曝線量が多ければ多いほど、つまり、癌あたりくじをたくさん買えば買うほど、癌に陥りやすくなるのは当然です。

このように、宝くじと放射線の癌あたりくじの間にはたいへんよく似た性質があることがわかりますが、じつは、両者のあいだには根本的な違いもあるのです。それは、「当選発表日が決っているかどうか」という問題です。

宝くじの場合は抽選日が決っており、くるくる回る円板に矢を突き立てて当選番号を決める儀式などが、ときどきテレビでも中継されます。そのようにして当選番号が決まると、宝くじを買った人は、自分の券の番号と当選番号を比較してあたりはずれを判定し、はずれていれば諦めてゴミ箱に捨てるということになります。この「はずれくじをゴミ箱に捨てることができる」ということは、たいへん重要なことなのです。なぜ、はずれくじを捨てられることが大切なのか？　それは、放射線の癌あたりくじの場合と比較してみると、ただちに明らかになります。

じつは放射線の癌あたりくじの場合は、当選発表日が決っていないのです。いわば、「生涯有効」のくじです。放射線を浴びて癌あたりくじを買わされると、それを捨てるわけにもいかず、一生持っていなければなりません。捨てるわけにもいかぬまま持っているとある日突然電話がかかってきて、「おめでとうございます。あなたが一五年前に買われた癌あたりくじで『肺癌』に当選しました」という通知があるというわけです。まことにやっかいなくじと言わなければなりません。だから、くじを捨てることができるということの大切さがわかろうというものです。「当選発表は賞品発送をもって替えさせていただきます」というわけで、いきなり賞品としての癌が送りつけられてくるという困りもの、これが放射線の癌あたりくじの特質です。

だから、大切なことは、癌あたりくじのような危険なものを世界中にばらまくようなことを防ぐということ、つまり、癌あたりくじの発売元の手を押さえることです。チェルノブイリ原発事故や福島原発事故では、何億枚もの癌あたりくじを高らかにばらまいてしまいました。買いたくもない癌あたりくじは、はるばる八、〇〇〇キロ余りの距離をこえて日本の空にも到達し、日本人の頭の上にもハラハラと舞い降りてきました。私たちは、誰でも欲しくもない癌あたりくじを一、二枚買わされてしまいました。それもほとんど知らないうちに、強制的に買わされてしまったのです。もちろん、宝くじと同様、癌あたりくじの当選率もそんなに高いものではありません。しかし、かりに、当選率が三、〇〇〇万人にひとりだとしても、日本人一億二、〇〇〇万人が一枚ずつ癌あたりくじを買ったとすれば、平均して数人は当選するおそれがあるということです。だから、癌あたりくじの発売元の手を押さえること――チェルノブイリや福島のような大規模な原発事故を絶対おこさせないようにすること――このことこそが根本

●臓器別の癌当たりくじの「賞品」と「当選率」

臓器	「賞品」	10ミリシーベルトあたりの「当選率」
生殖腺	遺伝的影響	2万5,000人に1人
赤色骨髄	白血病	5万人に1人
骨	骨　癌	20万人に1人
肺	肺　癌	5万人に1人
甲状腺	甲状腺癌	20万人に1人
乳　腺	乳　癌	4万人に1人
その他	癌	2万人に1人
全　身	全　癌	1万人に1人

的に大切です。

上の表は、ちょっと古いのですが、臓器別の癌あたりくじの「賞品」と「当選率」です。当選率は、癌の種類によってかなり違いますが、全身が均等に〇・〇一シーベルト（一〇ミリシーベルト）浴びた場合に何らかの癌に当選して死亡する確率は、最下行に書いてあるとおり、一万人に一人程度です。この表は、一九七七年に国際放射線防護委員会（ICRP）が、その勧告の中で発表した数値から整理したものです。国際放射線防護委員会というのは、放射線利用の一方でおこりうる悪い影響を防ぎとめるためにどういう措置をとればいいかという問題を実践的に考える立場にある団体ですから、放射線生物学的な厳密性にこだわるというよりも、多少あいまいな点はそれなりに割り切って防護の実をあげることを主眼にしています。この表の数値も正確きわまりないものというよりは、男女両性をふくむあらゆる年齢層の集団が浴びた場合の癌死亡の危険度を、これまでの知見にもとづいてかなり割り切って総括したものと考えておくべきでしょう。

表の最下欄に、全身が浴びた場合の「賞品」と当選率がまとめられていますが、ここに「全癌」とあるのは、「全癌」という種類の癌があるということではなく、「すべての種類の癌」という意味です。つまり、全身が一〇ミリシーベルト浴びると何らかの癌で死亡する危険が一万人に一人の割合であるという意味です。このような数値は「放射線のリスク係数」と呼ばれますが、一九七七年の国際放射線防護委員会による評価以後も、いくつかの新しい動きがありました。

第一に、一九八〇年代に、広島・長崎の原爆被爆者が浴びた線量が再評価された結果、ガンマ線や中性子線の線量がかなり大幅に違っていたことがわかったことです。被曝が多いことがわかったのかというと、それほど単純ではないのです。広島の場合、被爆距離によって違いますが、ガンマ線が二〜三・五倍、中性子線が約一〇分の一に修正されました。再評価の裏には長い物語がありますが、専門的に過ぎるのでここでは省略します。一言付け加えると、被曝が少なかった場合には普通なら「よかった、よかった」と喜ぶべきところですが、よく考えてみると、「少ない線量であれだけの被害が出た」ということを意味するので、放射線は従来考えていたよりも危険度が大きいということになります。だから、問題はそう簡単ではないのです。

加えて、一九八八年の「長崎原爆松谷訴訟」以来つぎつぎと「原爆症認定訴訟」が提起され、その過程で従来の被曝線量についての疑問が多数指摘され、放射線のリスクについても新たな議論がおこったことも重要です。私も放射線防護学の専門家として、長崎地裁、京都地裁、大阪地裁、広島高裁などの法廷にたち、証言しました。その中では、体の外から放射線を浴びた場合（外部被曝）と、体の中に入ってきた放射性物質から放射線を浴びた場合（内部被曝）とでは影響が違うのではないかといった点も重要な問題として提起されました。専門家の間でもなお議論が続いています。

さらに、広島・長崎の原爆被爆者の癌発生について、以前よりも長い期間にわたる統計データが得られ、リスク係数の評価が拠《よ》ってたつ情報がそれまでより充実したことです。しかし、なんといっても重要なことは、低い被曝線量領域でのリスクを推定する理論的な方法に変化が見られたことです。

これまで人間は、広島・長崎の原爆被災や、チェルノブイリ原発事故による被曝など、いくつかの被曝体験をしてきました。大量の被曝をした場合の影響についてはかなりはっきりしてきましたが、多くの人が少しずつ被曝をした場合にいったいどれぐらい癌にかかるのかといったデータは、まだ確定的なことが言えない段階なのです。広島・長崎の被爆者のうち、約一〇万人を対象に調べた結果でも、一〇〇〜二〇〇ミリシーベルト以下の被曝レベルの人々の間では、明らかな癌の増加は認められていないということです。つまり、一〇〇ミリシーベルト程度以下の被曝領域で実際に癌が増加することが実証的なデータとして示されているわけではないのですね。しかし、そうはいっても、やっぱり低い被曝レベルでも低い確率（割合）なりに細胞が傷つけられるはずなのだから、癌がおこる危険があると思った方がいいだろうと考えられます。一〇〇～二〇〇ミリシーベルトよりも高い被曝領域では、たくさん浴びればそれだけ癌がたくさん起きています。だいたい、二倍浴びれば癌も二倍ぐらい、三倍浴びれば癌も三倍ぐらい余計に出ているようだということで、被曝線量と癌発生率の間には「正比例関係」があるようにも思われます。そこで、低い被ばく線量の場合でも、証拠不十分ながら、低いは低いなりに癌の危険を背負い込むと考えるのが、放射線防護の基本になっています。しかし、被曝線量と癌の発生率の間に「正比例関係」があるのか、被曝線量が二倍に増えると癌発生率が二倍以上に増えるのか、あるいはそんなには増えないのか、そのあたりは実証的なデータがないので「仮説」をたてなければなりません。その仮説によって、低い被曝領域でのリスク係数の評価がかなり違ってくるのです。国際放射線防護委員会は一九九〇年に新しい勧告を出しましたが、被曝に伴う癌による死亡のリスクは、一〇ミリシーベルトあたりの「過剰相対リスク」は〇・〇〇五程度だと評価しました。その意味は、死亡原因の四〇％が癌だとすると、大まかに言って、一〇ミリシーベルト被曝した場合に癌で死亡する割合（確率）は、〇・四×〇・〇〇五＝〇・〇〇二、つまり、〇・二％程度だということです。四〇％だったリスクが四〇・二％ぐらいになるかもしれないということです。皆さんは、どう感じますか？「あ、そう」という程度の感じか、「そりゃあたいへんだ」と感じるか…。

二〇〇五年にアメリカの科学アカデミーが国際的な調査結果をまとめた結果、「五年間で一〇〇ミリシーベルト（放射線を扱う職業人の五年間の被曝限度、平均すれば、年間二〇ミリシーベルト）」の被曝でも、約一%の人が癌で死亡する可能性があることを示唆しました。これは日本を含む一五か国約四〇万人の原発労働者を対象に調べた結果をまとめたもので、もしもこのレベルで五〇年間働けば、合計の被曝線量は「二〇ミリシーベルト／年×五〇年＝一〇〇〇ミリシーベルト」になりますが、それで約一%が癌になるとすると、前述した一九七七年の国際放射線防護委員会と比較するために「一〇ミリシーベルトあたり」に換算すれば、やはり〇・〇一%（一万人に一人）になります。実際は五〇年も働かずに癌になった例も多いと思いますから、合計の被曝線量はもっと少なかった可能性があります。ということは、一〇ミリシーベルトあたりの癌発生は、「一万人に一人」よりも高いかもしれません。

このほかにも、欧州放射線リスク委員会も国際放射線防護委員会のリスク評価は小さすぎると批判するなど、この問題は「現在進行形」です。したがって、本書で紹介している数字も「確定的なもの」ではなく、「流動的なもの」とご理解ください。

❸「癌あたりくじ」押売り撃退法はある？

さて、放射線の癌あたりくじはその発売元を取り締まるのが本質だというわけですが、チェルノブイリ原発事故や福島原発事故のように、私たちの願いに反して大量の癌あたりくじが環境中にばらまかれてしまった場合、それを買わないで済ませる方法はないのでしょうか？　突然、戸口に現れる癌あたりくじの押売りを中に入れずに撃退する手段はないのでしょうか？

きわめて限定的ですが、ぜんぜんないわけではありません。

一つは、汚染された食品を口にする前に撃退する方法、もう一つは、体に入ってきた放射能を特定の臓器にためこない方法や、体から追い出す方法です。

〈食品の調理・加工による除染〉

汚染しているかもしれない野菜などについては、洗ったりすることによりそれなりに除去することができます。財団法人　原子力環境整備センターというところが「環境パラメータ・シリーズ４」として、『食品の調理・加工による放射性核種の除去率』という五〇頁あまりの本をまとめています。それによると、ヨーロッパでの研究では、例えば米の場合、ストロンチウム九〇という放射性核種はもみがらを分離すると五〇％が除去され、玄米の薄皮と胚芽を除いて白米にすると六〇％が除去されるとされています。収穫時に比べると、白米に残るのは五分の一ほどです。日本の研究でも、玄米を精米して白米にすると七〇～九〇％除去され、さらに白米をとぐことによってストロンチウム九〇が五〇％落ちるということです。セシウム一三七についても、精米で約六五％除去されるというデータがあります。

野菜の場合、キュウリやナスは水洗によってストロンチウム九〇の五〇～六〇％が除去され、ホウレンソウやシュンギクでは煮沸処理（あくぬき）によって放射性のセシウム、ヨウ素、ルテニウムなどが五〇～八〇％落ちるということです。

畜産物の場合、ストロンチウム、セシウム、ヨウ素の八〇％程度は脱脂乳に移るので、精製したバターに移行する割合は一～四％です。脱脂乳を処理して作られたチーズには二～六％程度が移行すると報告されていますが、脱脂乳を酵素で凝固させて作るレンネットチーズなどでは、セシウムは除去されやすいが、ストロンチウムは大半が残るといった傾向もあるようですから、やはり食品の放射能汚染そのものの根を絶ちたいものですね。

福島原発事故では原子炉から出てきた高濃度の放射能汚染水が海に放出され、水産物の汚染が心配されています。放射性核種は魚の内臓に蓄積されるので、内臓を取り除くと放射能はかなり減ります。水洗や煮沸でも減少効果があると報告されています。

日本は一九五四年三月一日のアメリカによるビキニ水爆実験のあと、雨や水産物などの高い放射能汚染を経験しました。したがって、それを除去する方法についての研究もいろいろ取組まれてきました。食卓に放射能汚染を持ち込まないための最後の抵抗のようにも思えますが、汚染が気になる場合にはいつもより丁寧に水洗いするなどの処置はそれなりの意味をもつでしょう。しかし、いうまでもなく、主婦が調理の段階で放射能のことを気に病むような状況そのものをなくすることが大切です。

〈臓器への取り込みを減らす方法〉

これは、甲状腺の場合に有効な方法です。

ヨウ素一三一がチェルノブイリ原発の事故で大量に放出されたことは前述しましたが、この放射性核種はいわば甲状腺癌あたりくじです。事故がおこったと聞いたら、この甲状腺癌あたりくじの押売りが戸口にやってくる前に、放射能をもっていないふつうのヨウ素の丸薬を飲むと、甲状腺がホルモンをつくるために必要なヨウ素が満タン状態になります。甲状腺が非放射性のヨウ素で満タンになると、甲状腺ホルモンをつくるために必要な材料が十分有り余った状態になるので、あとからノコノコと放射性のヨウ素一三一がやってきても時すでに遅しで、甲状腺にあまり取り込まずに排泄してしまいます。

みなさんもチェルノブイリ原発事故のあと、ポーランドやスウェーデンで、薬局の前にお母さんたちの行列ができたというニュースを聞いたことがあるでしょう。あれは、このヨード剤を買うための行列でした。また、テレビのニュースでも、西ドイツなどで子どもに液体状のヨード剤を飲ませている母親の姿が写し出されていました。ヨウ素一三一による甲状腺の被曝を防ぐことだけにしか効果はありませんが、この方法は科学的にも根拠のある防護手段ではあります。二〇一一年三月の福島原発事故でも、福島市やいわき市でヨウ素剤が配布されましたが、副作用もありますので、勝手にどんどん飲めばいいというものではありません。必要な場合にはかかりつけのお医者さんや保健所などに相談することをお勧めします。

チェルノブイリ原発事故のとき、大阪なんばの食いだおれという店が、「放射能除けうどん」を売り出しました。コンプやひじきやヨード卵といったヨウ素を豊富に含む材料を具に用いたうどんで、一杯四八〇〇円でした。ヨウ素剤の代わりにおいしいうどんで放射性ヨウ素から身を守ろうというなにわ商法です。専門家としては何でも知っている必要があるという思いで、私はこれを食べに行きましたが、なかなか美味でした。しかし、ちょっと悪乗りの感があり、事故のときこんな悠長なことをやっていたのでは間に合いません。気休め以上のものではないでしょう。

〈放射性物質を対外に追い出す方法〉

腸管内にたまっているような放射性物質の場合、緩下剤をかけて排泄を促進することも考えられます。よほど多量の放射能を胃に取り込んでしまった場合には、強制的に吐かせたり、水のようなものを飲ませて胃洗浄をするような方法がとられますが、事故の現場でもない限り、こんな処置はとられないでしょう。そのほかにも、特殊な場合には、肺洗浄をしたり、骨などに入り込んだ放射性核種をキレート剤と呼ばれる薬剤を用いて排出を促すなどという手段がありますが、いずれも素人にできる方法ではありません。だから、いったん体内汚染がおこるとなかなかやっかいなのです。癌あたりくじの発売元を押さえるということの意味は、こういうところからも理解することができるでしょう。

3……放射線障害の非特異性

放射線というと、私たちの日常感覚ではたいへん特殊なものという印象がありますので、放射線障害も、ふつうの障害とは根本的に違う独特の症状を呈するのではないかと感じられます。ところが、どっこい、現実はそう単純ではないのです。

放射線障害の特徴は、いわば、「特徴がないのが特徴」なのです。

たとえば、放射線を取り扱う作業に従事していた人が白血病になったとします。しかし、白血病は、放射線被曝が唯一の原因ではありません。有機溶媒も原因のひとつかもしれませんし、ある種の白血病はビールスの感染が原因である可能性もあります。

では、放射線を浴びて陥った白血病は、他の原因で陥った白血病とは異なる特有の症状を呈するのでしょうか。

残念ながら、というと妙ですが、放射線を浴びて陥った白血病は、原因が放射線であるがゆえに独特の症状を現すということはないのです。逆の言い方をすれば、症状を観察しただけでは、その白血病が放射線被曝によってもたらされたのか、それとも、ぜんぜん別の原因によってもたらされたのか、区別がつかないのがふつうなのです。これを、放射線障害の「非特異性」と言います。「非特異性」は、「特に異なるところあらざる性質」ということであり、結局のところ、症状から原因をおしはかることができないということです。

チェルノブイリ原発の事故は、たいへん大きな衝撃を社会に与えました。事故がおこった一九八六年の八月にソ連が国際原子力機関（ＩＡＥＡ）の専門家会議向けに提出したレポートでは、事故時に放出された放射性物質に起因する住民外部被曝や、セシウム一三七やヨウ素一三一による内部被曝で、ソ連領ヨーロッパ部（ウラル山脈から西のソ連領）だけで、五万人をこえるような死者が出る可能性があることが指摘されていました。もっともソ連は、たとえ七〇年で五万人程度が放射線の影響で死んだとしても、その期間中にいろいろな原因の癌で死ぬ人は九五〇〇万人程度に達するので、相対的に見てたいしたことはない、というニュアンスで述べていました。本当は、そうした相対的比較の是非自体を問題にする必要があります。

じつは、一九八六年の事故の年、私は七月中旬にモスクワに行く機会があったのです。「核実験禁止を求める国際科学者フォーラム」に招請されて、放射線医学総合研究所所長の熊取敏之先生（ビキニ被災事件の久保山愛吉さんの主治医）や参議院議員の伏見康治先生（元日本学術会議会長）などとご一緒に数日をモスクワですごしました。この会議には、イギリスのジョセフ・ロートブラット博士も参加されていましたが、彼は私と同様の放射線防護学領域に近い専門家で、ストックホルム国際平和研究所（ＳＩＰＲＩ）に客員研究員として訪れていた頃の仕事“Nuclear Radiation in Warfare”は、私も含む翻訳陣によって和訳され、東京大学出版会から『核戦争と放射線』として出版されています。そして、フォーラム参加者の中には、フィンランドの化学者ミエチネン教授もいました。彼と私は、日本の原水爆禁止世界大会を通じて知っている仲なのですが、フォーラム会期中のある日の朝、たまたまホテルの朝食で同じテーブルにつく機会がありました。話題は、当然、三か月足らず前におこったチェルノブイリ原発事故の被害の問題に及びましたが、彼の意見では、「チェルノブイリ原発事故は、史上最悪でも何でもない。何万人かの犠牲を伴う事故などは、他の産業でもおこっており、原発事故だけに目くじら立てるのは適切ではない」という主旨のことを主張していました。より危険な他の事態と相互比較することによって、原発の危険性を些少に印象づけようとする手法は、日本の電力会社によってしばしば採用されてきた方法ですが、決して前向きの積極的な姿勢とは言えません。おこってしまったことを何とか受け入れるために、他のもっと危ない事例を持ち出して相対的に被害を小さく印象づけるやり方であって、私はこれを「悪しき相対性理論」とからかって批判してきました。

しかし、相対的にどう位置づけようが、今後七〇年程度の間に、本当ならば失われずに済んだはずの命が幾千・幾万というレベルで失われるということ——このことだけは覆うべくもありません。事態は、深刻です。

ところが、たしかに、死亡統計の数値の点から見ると、他の原因のおびただしい数の癌死亡者数に圧倒されて、チェルノブイリ原発由来の癌死は、統計学的には明白なかたちで現れない可能性が強いことも事実なのです。

チェルノブイリ由来の癌で死ぬ人は、死ぬ間際に「チェッ！」と舌打ちするとかいうのならいざ知らず、実際にはそんなことはまったくありません。人知れず、いつの間にか癌に蝕まれて落命してしまうのです。悲劇といわずしてなんと言うべきでしょうか。

私は、ある製鉄会社の非破壊検査部門で働いていた労働者の労働災害補償事件に関与したことがあります。この人は、できあがった鉄製品に外部からは見えない損傷などがないかどうかを確かめる「非破壊検査（ＮＤＩ）」作業に従事していました。非破壊検査には、渦流探傷法とか、超音波探傷法とか、いろいろな方法がありますが、当人が従事していたのは、エックス線によるレントゲン撮影を用いる方法でした。やがて当該労働者は、白血病に陥り、そして死にました。遺族は、この白血病は業務上の放射線被曝に起因する可能性があるとして、労働災害としての認定を求める裁判に訴えました。しかし、すでに見たとおり、この人の白血病が業務上の放射線被曝によるものであるかどうかは、症状をみただけではまったくわかりません。なかなかやっかいな裁判というべきでしょうか。しかも、このケースでは、業務上受けた放射線に加えて、春秋の定期健康診断のときに胸部レントゲン撮影で受けたエックス線や、胃の調子が悪くて受診した透視撮影のためのエックス線など、放射線そのものも、業務上の被曝だけに限定できない複雑さをもっていました。私は、この労働者の白血病が業務上の被曝に起因する可能性は否定できないとする立場から証言したのですが、わが国の原発で働いている七万人近い労働者の場合も、こうした種類の問題に直面するであろうことは想像に難くありません。放射線障害の非特異性は、すでに、現実の労災補償上も重要な問題になっているのです。

4……放射線防護の原則的考え方

放射線防護の極意は、「余計な放射線は、極力浴びないようにすること」これに尽きます。要は、放射線は、浴びないにこしたことはないという原則を、現実の事態に直面してどう貫くか、これがポイントです。

国際放射線防護委員会は、放射線防護についての原則的考え方を提示しています。

第一に、放射線被曝を伴う行為には、被曝に見合うメリットがちゃんとあって、被曝が正当な理由によって裏打ちされなければならないと言っています。たとえ被曝線量がわずかであっても、放射線を浴びるいわれがなければ、やはり放射線は浴びるべきではないのです。

かつて電力会社の女子社員を原発の管理区域の中に立ち入らせて研修し、原発が十分に安全であることをデモンストレーションする試みが発表されました。しかし、妊娠可能年齢の女子社員を含めて、そんな目的のために放射線被曝がありうる区域に婦人労働者を入れる正当な理由は、どう考えてもありません。これは、上述の第一原則に違反する行為と言うべきでしょう。

また、人形峠のウラン鉱山の近くに、昭和三〇年代初頭に掘ったウラン鉱の廃鉱が台地状になって放置されていた事件も、問題なしとしません。たしかに現地は民家もまばらで、一般公衆がちょくちょく立ち入るという状況ではないにしても、囲いがあるわけでもなく、注意書きの立て札があるわけでもなく、一般人が自由に近づける状態になっていることは疑うべくもありません。そんなボタ山に上って被曝しても、その人にとって何のメリットがあろうはずもなく、明らかに被曝レベルの多寡以前の、放射線防護の第一原則に反する事例という性格が濃いものです。当時、久米宏氏のニュース・ステーションというテレビ番組で、私もこの問題をコメントしておきましたが、動力炉・核燃料開発事業団はこのことが明るみに出てすぐ、柵をめぐらし注意書きを立てたということです。

被曝には、それ相応の正当な理由がなければならないというこの原則は、しばしば「正当化の原則」と呼ばれています。

第二の原則は「最適化の原則」と呼びならわされている原則で、要するに、「放射線は合理的に達成できうる限り低く保たなければならない」ということです。実際は、「合理的に達成できうる限り低く」の前に、「経済的・社会的要因を考慮に入れて」という重要な説明書きがついており、被曝をもっと低減できるケースでも、そのことに要する費用が、線量の低減によって救える「命の値段」よりも大きければ、あえてそれ以上下げる必要はない、というニュアンスを含んでいます。国際放射線防護委員会の勧告活動にも、原子力産業の経済性追求主義的傾向が反映し、微妙な表現をとって勧告に侵入していることを見ておく必要があります。

私たちの考えからすれば、この第二原則は、「被曝はなるべく低く」ということに尽きます。第二原則は、もちろん、第一原則とは独立したものであって、第一原則の正当化の原則が満たされている場合でも、第二原則は必須の条件です。どっちかが満たされていればいいというものではありません。「合理的に達成できる限り低く」（as low as reasonably achievable）のところは、「容易に達成できるかぎり低く」（as low as readily achivable）という言葉で表現されることもあり、英語の頭文字をとって「ＡＬＡＲＡ（アララ）の原則」などということがあります。「あらら？　じゃあ、容易に達成できなければ、それ以上低くしようとしなくていいの？」という疑問をお持ちかもしれませんが、国際放射線防護委員会の原則的精神（被曝は低いにこしたことはない）の具体化にあたっては、「もっと低く！」と求める私たちと「それ以上は困難です。もうごかんべんを！」と応じる「安上がり推進者」との間で、当然、せめぎあいになります。第二原則には、いわば、そのような押し問答の契機が含まれていると考えてもいいでしょう。

第三の原則は、第一、第二の原則が満たされている場合であっても、個々人の放射線被曝は、国際放射線防護委員会が勧告する線量制限値（線量限度）をこえてはならないということ——「線量限度遵守の原則」とでも言うべきものです。放射線職業人の場合、五年間の平均が二〇ミリシーベルト／年、また、一般公衆の場合は、一ミリシーベルト／年とされています。

どうして放射線職業人は高くて一般公衆は低いのかというと、公衆の中には胎児や乳幼児などの放射線感受性の高い層も含まれているし、公衆はそれぞれの職業等を通じて、放射線以外のリスク（危険）にもさらされている、などの要因が考慮され、歴史的にも相対的に低い値が勧告されてきたのです。職業人に対する五〇ミリシーベルト／年の値の生物学的根拠は、疑問の余地のないほど明確なものではありません。ひところ、アメリカの放射線科医は、他の科の医師よりも寿命が短いことが指摘され、そうした差が見られないレベルは年間〇・一五シーベルト（一五〇ミリシーベルト）だと言われました。その後、この研究自身には誤りがあり、調査対象となった放射線科医と他の専門医の年齢構成の違いを補正すると差は認められないということになったのですが、上述の「年間一五〇ミリシーベルト」（一週間に三ミリシーベルト）の値はそれなりに生き残りました。そして、原子力利用の推進が社会的に問題となってきた一九五〇年代なかば以降、このレベルを三分の一に減じて「週一ミリシーベルト（＝年間五〇ミリシーベルト）」の値が採用されました。しかし、このレベルの被曝が何年も続くことは好ましくないと判断されて、今では、五年間の平均で二〇ミリシーベルト／年とされています。

しかし、現在の国際放射線防護委員会の解釈は、すこし違うものです。委員会によると、「年間五〇ミリシーベルト」という勧告が適用されている状況のもとでは、放射線作業者たちの実際の平均被曝線量はその一〇分の一の「年間五ミリシーベルト」程度に落ち着くものであることがわかっている、と述べて、実際は年間五〇ミリシーベルトではなく、年間五ミリシーベルトずつ浴びた場合の癌のリスクなどを評価し、その程度なら、他の安全な職業に就労している人と同程度のリスクだからＯＫなのだと結論したのです。「年間五〇ミリシーベルト」と言いながら、実際上は「年間五ミリシーベルト」で計算しているというのは、ちょっとインチキな印象、歯切れの悪い苦しまぎれのいいわけといった感じを受けます。年間五ミリシーベルトで仮に四〇年間働けば、総線量は二〇〇ミリシーベルト（〇・二シーベルト）になります。もし「一〇ミリシーベルト浴びると何らかの癌で死亡する危険が一万人に一人」というリスクを当てはめれば、二〇〇ミリシーベルトではその二〇倍の「五〇〇人に一人」の癌死亡となりますが、「一〇ミリシーベルトで一万人に一人」という想定は男女両性を含むあらゆる年齢層の平均値というほどの大ざっぱな値ですから、二〇歳で就労して六〇歳まで加齢していく男性労働者のケースなどに直接当てはめるわけにはいきません。だから、実際には、一、〇〇〇人に一人程度かもしれませんし、一、五〇〇人に一人程度かもしれませんが、それでもだいたいの感じはわかります。だから、年間五〇ミリシーベルトめいっぱい被曝すると、この一〇倍のリスクになりますので、結構危険だなあ、という印象になります。年間五〇ミリシーベルトを勧告しながら実際のリスク評価では実態論を持ち出して一〇分の一の被曝を前提としているという歯切れの悪さは、この値にはらまれているある意味での矛盾と言うことができるでしょう。

一般公衆の値が五ミリシーベルトから一ミリシーベルトに変えられたのは、どうしてでしょう。国際放射線防護委員会は、一般の人びとは、年間一〇万人に一人から一〇〇万人に一人程度の死のリスクは社会的に容認しているものだということを前提としていました。一般公衆の場合は、男女両性のあらゆる年齢層を含むので、「一〇ミリシーベルトで一万人に一人の癌死亡リスク」を当てはめることができますので、これで評価する限り、「年間一〇万人に一人」の死のリスクに対応する線量限度は、どうしても「年間一ミリシーベルト人」とならざるを得ません。だから、年間一ミリシーベルトという公衆の線量限度は、「一年に一〇万人に一人の死のリスク」を前提として定められているとも考えられます。みなさんはこれをどう受けとめるでしょうか?

第四章 ❖ 食品の放射能汚染にどう対処するか？

1……厚生労働省の規制基準

以上学んできたところによると、「放射線被曝はなるべくしないにこしたことはない」という原則をあらゆる場合にどう適用するかということがポイントであることがおわかりでしょう。では、チェルノブイリ原発事故や福島原発事故の場合のように、私たちの意に反して癌あたりくじがばらまかれてしまった場合、私たちは汚染食品に対してどう対処すればよいのか、本章では、この問題に迫ってみたいと思います。

食卓の放射能汚染が問題となったのは、日本人にとっては、一九五四年（昭和二十九年）三月一日のビキニ被災事件が最初だったでしょう。太平洋上のビキニ環礁で行われたアメリカの巨大水爆実験「ブラボー爆発」は、一発の威力が第二次世界大戦ですべての参戦国が使った砲爆弾総量（＝広島、長崎の二つの原爆も含めて、高性能火薬三〇〇万トン相当）の五倍にも達するものでした。日本から三、八〇〇キロも離れたサンゴ礁の島の出来事は、しかし、全地球規模の放射能汚染という事態を招き、ひきつづいて行われた実験も含め、雨や魚をひどく汚染しました。太平洋の広い範囲でとれたマグロなどが汚染され、二五〇万人分のさしみに相当する五〇〇トンのマグロが廃棄され、お寿司屋さんや魚屋さんが商売上ったりと核実験反対デモに立ち上ったほどでした。

チェルノブイリ原発事故による食品汚染は私たちにそのころのことを思いおこさせましたが、

ビキニ被災事件を体験していない若いお母さんたちにとっては、初めての不安に満ちた体験でした。

厚生省（現在の厚生労働省）が、ヨーロッパからの輸入食品について、「セシウム一三四およびセシウム一三七の汚染が、食品一キログラムあたり三七〇ベクレルをこえるものは積み戻しを命じる」という暫定基準を決めたのは、事故があった一九八六年四月二十六日から半年ほど経った十一月のことでした。いったい、この基準は、どのようにして決められたのでしょうか？

セシウム一三四は半減期二年、セシウム一三七は半減期三〇年の放射性核種で、それぞれ崩壊してバリウム一三四およびバリウム一三七に変わる過程でベータ線とガンマ線を放出します。

厚生省の考えは、初め、つぎのようなものでした。

❶ヨーロッパからの汚染食品は、セシウム一三四とセシウム一三七だけによって汚染されているわけではなく、ルテニウム一〇六とかジルコニウム九五とかストロンチウム九〇など多数の放射性核種で汚染しているのだが、それらの汚染核種を含む食品を食べた場合の放射線被曝線量の六六％は、セシウム一三四とセシウム一三七に起因するものである、と仮定しました。これは、当時の汚染実態に照らして「六六％」という値をはじき出したもので、時間がたてばセシウム一三七のような長寿命の核種の重要性が他の核種よりも相対的に大きくなっていくので、セシウムの占める被曝の割合はもっと大きくなっています。

❷セシウム一三四とセシウム一三七の放射能の強さは、汚染食品中で一対二である、と仮定しました。この比率も、時間とともに変化するものです。セシウム一三四は半減期二年、セシウム一三七の半減期は三〇年ですから、時間がたてばたつほどセシウム一三七の重要性が大きくなります。

❸日本人は平均して一・四キログラムの食料を毎日食べますが、そのうちの三五％は輸入された汚染食品である、と仮定しました。つまり、毎日の食事の約三分の一は、チェルノブイリ原発事故で汚染されたものだというわけです。

❹以上の前提条件のもとで、セシウムが体内に蓄積しつづけるとした場合、体内放射能は第二章の八節で学んだ公式にのっとって平衡状態に達するわけですが、そのような状態でどこまで浴びていいことにするかについて厚生省は、「年間五ミリシーベルト」(当時の一般公衆に対する線量限度)の三分の一まではOKと考えました。つまり、一年に一・七ミリシーベルト位は、チェルノブイリ原発事故由来の汚染食品で被曝することを許そうと考えたわけです。このとき採用した「三分の一」という比率には、別に理論的根拠があるわけではありません。

❺以上の前提にたって計算したところ、セシウム一三四とセシウム一三七の合計の放射能が食品一キログラムあたり四二〇ベクレル程度まではOKという結果がでました。当時の状況ではセシウム一三四対セシウム一三七＝一対二と仮定していますから、四二〇ベクレル

／キログラムの内訳を書くと、食品一キログラム中に、セシウム一三四が約一四〇ベクレル、セシウム一三七が二八〇ベクレルということになります。一日に食べる一・四キログラムのうち三五％がこうした汚染食品だというのですから、一日に食べる汚染食品の重量は四九〇グラムとなります。この中には、セシウム一三四が約六九ベクレル、セシウム一三七が一三七ベクレル含まれていることになります。

日本人のセシウムの生物学的半減期を約九〇日とすると、二つの核種の有効半減期は、それぞれ、八〇日および八九日程度ですから、平衡状態での体内量は、

セシウム 134 = 1.44 × 69 ≒ 7,950 ベクレル

セシウム 137 = 1.44 × 137 × 89 ≒ 17,560 ベクレル

となります。単純に加えれば一五、五〇〇ベクレル程度になまりすが、種類の違う放射性核種の放射能を算術的にたし算することはあまり意味がありません。厚生省が求めた四二〇ベクレル／キログラムの汚染食品を食べ続けると、やがて、体内にセシウム一三四が約八、〇〇〇ベクレル、セシウム一三七が約一七、五〇〇ベクレルたまることになります。私たちの体内には、自然放射性核種として、カリウム四〇が約四、〇〇〇ベクレル、ルビジウム八七が約八五〇ベクレル、炭素一四が約二、五〇〇ベクレル、水素三が約五〇ベクレル含まれていますが、それ

らと比べてもかなりのレベルであることがおわかりでしょう。

さて、厚生省はせっかく四二〇ベクレル／キログラムと計算したのに、結局この数値を採用しませんでした。どうしてかと言うと、上の計算値を得たものの、諸外国の基準を見まわしたところ、当時のＥＣ（ヨーロッパ共同体）もアメリカも三七〇ベクレル／キログラムという値を採用しているというわけで、せっかくの計算結果は採用せず、欧米の基準に合わせることにしたのです。日本がアメリカやヨーロッパよりも高い基準を採用したら、世のお母さんたちに叱られるのではないかと思案したのかもしれません。

それにしても、四二〇ベクレル／キログラムという数値は、三七〇ベクレル／キログラムにほどよく近い数字ではあります。もしもこの計算値が一〇〇〇ベクレル／キログラムをこえるような数値だったら、いくら自主性がないと言っても、自分の計算値を捨てて欧米の基準を採用するのには、別の理由が必要になるでしょう。実際、上の仮定❷で採用した三五％という数値は、輸入食品全体の割合ではあるものの、ヨーロッパからの輸入食品の割合に限定すれば、さらにその五％程度にすぎないのです。もしこの数値を採用したら、四二〇ベクレル／キログラムの計算値はたちまち二〇倍にはね上ってしまいます。計算に用いる仮定の係数がいくつもあって、ひとつひとつの係数の任意性がかなり高いのに、結果が三七〇ベクレル／キログラムに近くなったのは、たんなる偶然なのか、それにしてはずいぶんうまく似たような値が得られたものだなあ、と妙に感心してしまいます。

いずれにしても、こうした数値は仮定次第でかなり動き得る性格のものなので、あまり数字自体に固執してみても仕方がありません。仮定❶や❷に違う数値をあてはめれば、計算結果はまったく違うものになります。

厚生省の暫定基準が発表されて以来、全国の生活協同組合などで自主基準づくりをめぐっていろいろな議論がありました。厚生省のような行政当局は、輸入業者による輸入許可申請に対してその可否を判定しなければならない立場にあるため、何らかの理由をつけて基準を決めざるを得ません。

しかし、私たちひとりひとりにとっては、あえて基準を決める必要はありません。どこに線を引いても、放射線被曝はゼロにこしたことはないという基本認識に照らせば必ず異論が出てくるでしょう。私たちのこの問題に対する基本的な考え方は、それぞれの時点で汚染のより少ないものを選ぶという原理に尽きると思います。そして、そのことが、汚染地の生産者たちを苦しめかねないという問題があるので、その意味でも、原発事故による環境放射能汚染は罪深いと言わなければならないでしょう。

2……食品汚染の実態はどうか？

さて、チェルノブリ原発事故の後、実際の輸入食品の放射能汚染状況はどのような実態だったのでしょうか？

一六三頁は一九八七年一月九日発表分から一九八八年七月四日発表分までの厚生省の暫定限度超過食品を示したものです。厚生省は、暫定限度を超えたものだけを発表したのですが、その時点で合計三八件でした。これらは、全国二〇か所の検疫所における放射能検査によって発見されたものですが、輸入食品の届出件数は全国の検疫所で一様ではなく、成田、東京、横浜、大阪、神戸の五つの検疫所ではたいへん件数が多いため、検査体制も他の一五の検疫所より充実しています。

セシウム一三四とセシウム一三七はガンマ線を検出するため、ガンマ線を簡便に測定できるヨウ化ナトリウム・シンチレーション・カウンターと、ガンマ線をエネルギー別に分析できるゲルマニウム・リチウム半導体検出器が備え付けられています。ヨウ化ナトリウム・シンチレーション・カウンターというのは、ガンマ線を光に変換し、さらにそれを電流パルスに変換して測るもので、ガンマ線のエネルギーに正比例した電流パルスが生じるため、特定の大きさの電流パルスだけを計数することによって特定のエネルギーのガンマ線だけをカウントすることができます。ただ、似かよったエネルギーのガンマ線は同じような大きさの電流パルスを生じてしまうので、あまり微妙なエネルギーの区別はできません。

少しでもエネルギーの違うガンマ線をきちんと区別して測定できるのが、ゲルマニウム・リチウム半導体検出器です。ゲルマニウムはGe、リチウムはLiなので、これを結合させてGe-Li

と書き、「ジェリー」と呼んだりします。また、半導体検出器はSolid State Detectorなので、略称は、国連軍縮特別総会（Special Session for Disarmament）の略称と同じＳＳＤです。ガンマ線が半導体に入射すると正負一対の電荷が分離します。このとき生じる電荷の数がガンマ線のエネルギーに厳密に正比例するので、生じた電荷数を電子回路で正確にカウントすると、ガンマ線のエネルギーがわかります。だから、ジェリーでは、どういうエネルギーのガンマ線が何発検出されたかを見事に分析することができます。図（一六四頁）は、測定結果の一例を示したもので、縦軸がガンマ線ェネルギー、横軸がガンマ線の数を表しています。このような図をガンマ線スペクトルと言います。ところどころにピッピッと背高ノッポの線が見られますが、これは、特定のエネルギーのガンマ線がたくさん検出されたことを意味するものであり、このグラフは、いろいろな放射性核種がそれぞれに固有のエネルギーのガンマ線を出していることを示しています。このスペクトルの例では、セシウム一三四、セシウム一三七、カリウム四〇などが顕著に認められます。

先に示した五つの検疫所は、こうした測定器をもっていますので、その場で分析すればセシウムの放射能が一キロあたり三七〇ベクレルを超えているかどうか判定がつきます。

しかし、残りの一五の検疫所の場合は、こうはいきません。新潟、名古屋、大阪空港、博多、那覇の五つの検疫所にはヨウ化ナトリウムのシンチレーション・リーベイメーターが備えられているので、おおざっぱな測定はまがりなりにも可能です。どうも自然の放射線レベルより高

	食　品	総入数量	輸入先	放射能濃度 ベクレル キログラム
第9回発表分 (1987.8.20)	ドライハーブ（フランス産）	6kg	成田空港	1072
第10回発表分 (1987.9.11)	月桂樹葉（トルコ産）	3.02 t	横浜	1042
第11回発表分 (1987.10.21)	ビーフ・エキストラクト（ブラジル，アイルランド，フランス産）	2.6 t	横浜	622
第12回発表分 (1987.10.28)	アイスクリームペースト（イタリア産）	576kg	東京	417
	ドライハーブ（ユーゴスラビア産）	19.5kg	成田空港	536
第13回発表分 (1987.12.22)	ヘーゼルナッツペースト（トルコ産）	72kg	神戸	411
	セージ葉(アルバニア産)	4 t	神戸	417
第14回発表分 (1988.1.20)	きのこ(カノシタ)(フランス産)	17kg	成田空港	636
第15回発表分 (1988.2.15)	ハーブ茶（ローズヒップ）(ルーマニア産)	2.52 t	大阪	467
	ドライハーブ（西洋オトギリ草)(ユーゴスラビア産)	98kg	神戸	385
	きのこ(黒ラッパダケ)（フランス産)	9kg	小樽	755
第16回発表分 (1988.6.2)	ドライハーブ（ジュニパーベリー)(ユーゴスラビア産)	10kg	大阪	423
	ドライハーブ（スイカズラ）（フランス産）	5kg	大阪	776
第17回発表分 (1988.6.14)	セージ薬(フランス産)	4kg	大阪空港	441
第18回発表会 (1988.7.4)	ビーフエキストラクト（アイルランド産）	216kg	大阪	379

チェルノブイリ原発事故後
暫定限度を超えた輸入食品

（1988年7月4日現在）

	食　　品	総入数量	輸入港	放射能濃度 ベクレル キログラム
第1回発表分 (1987.1.9)	ヘーゼルナッツ（トルコ産）	30 t	神戸・横浜	520～980
第2回発表分 (1987.2.6)	月桂樹葉（トルコ産）	52 t	神戸・横浜	490～720
	セージ葉（トルコ産）	14.5 t	横浜	1000～2000
	牛胃（フィンランド産）	1.26 t	神戸	440
第3回発表分 (1987.2.13)	トナカイ肉（スウェーデン産）	0.2 t	成田空港	389
第4回発表分 (1987.3.27)	タイム（フランス産）	4.02kg	東京	1715
	セージ葉（トルコ産）	4 t	神戸	1199
第5回発表分 (1987.5.8)	月桂樹葉（トルコ産）	28 t	神戸・横浜	496～551
	セージ葉（ギリシャ産	3.77 t	横浜	1758
	ヒースの花（フランス産）	8.5kg	大阪空港	1425
第6回発表分 (1987.5.28)	アーモンド（イタリア産）	37.5kg	東京	408
	ハーブ茶（カモミール）（スペイン産）	32.4kg	東京	8780
第7回発表分 (1987.6.12)	ハーブ茶（ローズヒッププリンデン）（ユーゴスラビア産）	18kg	大阪	673～955
	セージ葉（ユーゴスラビア産）	99.8kg	成田空港	497
	黒すぐりピューレ（フランス産）	1.5 t	神戸	425
	セージ葉（アルバニア産）	9.21 t	横浜	1895
第8回発表分 (1987.7.24)	ヘーゼルナッツ調整品（イタリア産）	110kg	成田空港	390
	ヘーゼルナッツペースト（トルコ産）	5kg	大阪空港	379

●食品の放射能汚染の測定例

（測定時間：16時間40分）

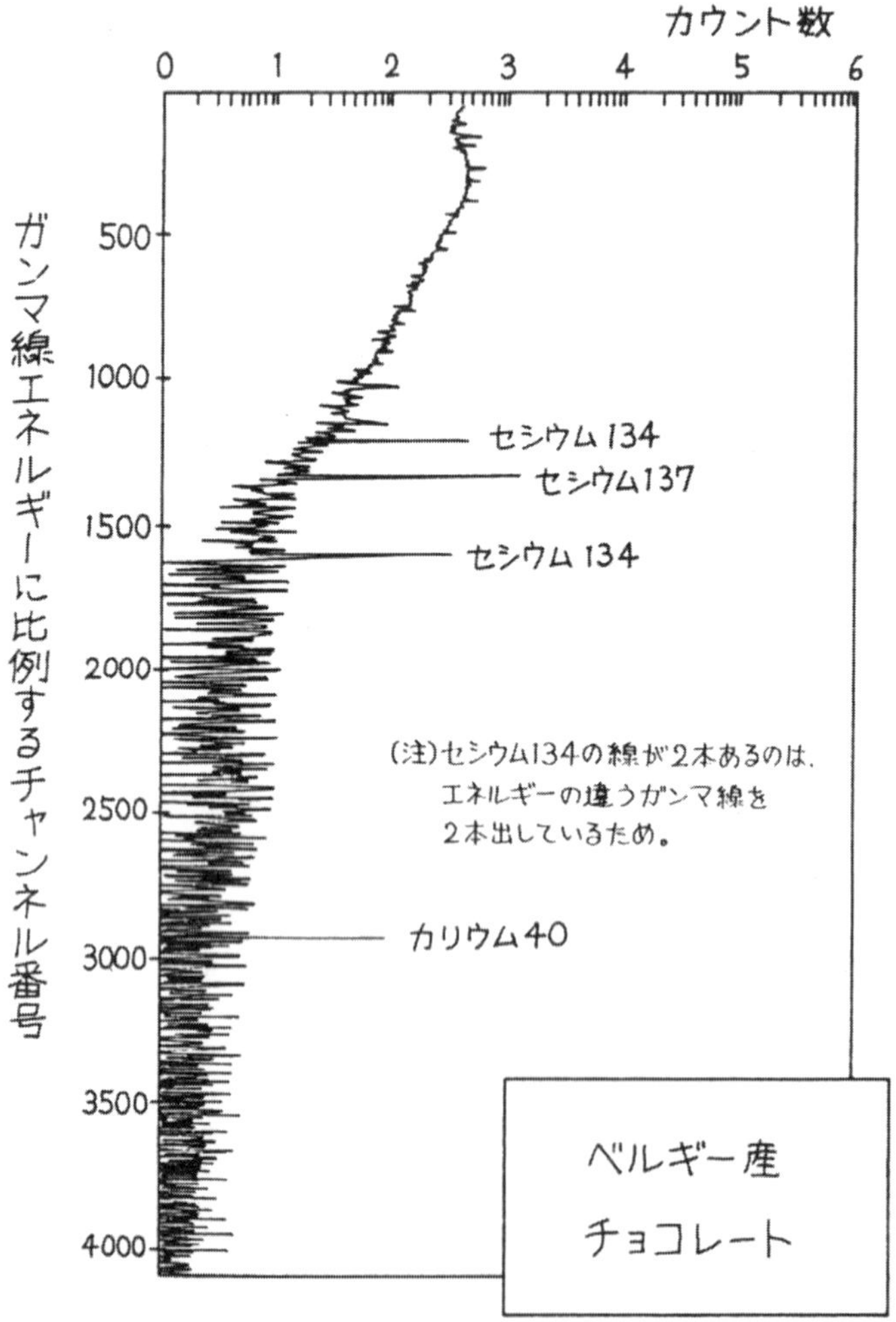

そうだという輸入検体は、精密分析のため国立衛生試験所に送られ、ゲルマニウム・リチウム半導体検出器などで詳細に分析され、合否を判定されます。ところが、東京空港、清水、四日市、門司、下関、長崎、福岡空港、鹿児島の八つの検疫所にはお粗末なことに放射線測定器が常備されていませんでしたので、検査をする必要のある食品は、片端から国立衛生試験所におくられています。ここで、「検査をする必要のある食品」とは何かというと、次頁の表に示されるものをさします。

一六三頁に掲げた厚生省発表の汚染食品について国別汚染状況をみると、トルコ一二件、フランス九件、ユーゴスラビア六件、イタリア三件、アルバニア、アイルランド各二件、フィンランド、スウェーデン、ギリシャ、スペイン、ルーマニア各一件となっています。上位三か国で七五％を占めていることがわかります。

汚染食品に分類すると、セージ葉八件、月桂樹葉五件、ドライハーブ五件、ヘーゼルナッツ五件、ハーブ茶四件、きのこ、ビーフエキストラクト各二件、牛胃、トナカイ肉、タイム、ヒースの花、アーモンド、黒スグリ、ピューレ、アイスクリームペースト各一件となっており、乾燥させた植物が全体の約三分の二を占めているのが特徴です。水分を失うと単位重量あたりの放射性物質濃度は当然増大しますので、この結果は理解できるでしょう。

私は、チェルノブイリ原発事故による汚染食品というと、イタリアのスパゲティを思いおこします。一六八頁の図は、日本生活協同組合連合会の商品検査センターが測定したイタリア・

食品＼国	ソ連・フィンランド・トルコ・スウェーデン・フランス・ギリシャ・イタリア・アルバニア・ユーゴスラビア・スペイン・ルーマニア・アイルランド	その他のヨーロッパ地域
ナッツ類（調整品を含む）・香辛料・野草加工品（インスタント茶を含む）・果実加工品・牛肉（内臓を含む）・トナカイ肉・ビーフエキス等濃縮調味料	全数検査	全数検査
食品および食肉製品・ナチュラルチーズ・脱脂粉乳(調整品を含む)・穀類加工品・野菜（加工品を含む)・ホップ・はちみつ・豆類・キャビア・魚介類（沿岸・内水で漁獲されるもの)	全数検査	1/10抜き取り検査
上記以外の食品	1/10抜き取り検査	検査せず

注 (1) ビーフエキスについては輸出国を問わず全ロット検査を行なうこと。

注 (2) ヨーロッパ地域が原産地であり、他の地域で加工等されたことが明らかなものにあっては、以上の措置に準じた取り扱いをすること。

●セシウム134、セシウム137国別降下量

（出典：ソ連原発事故報告書）

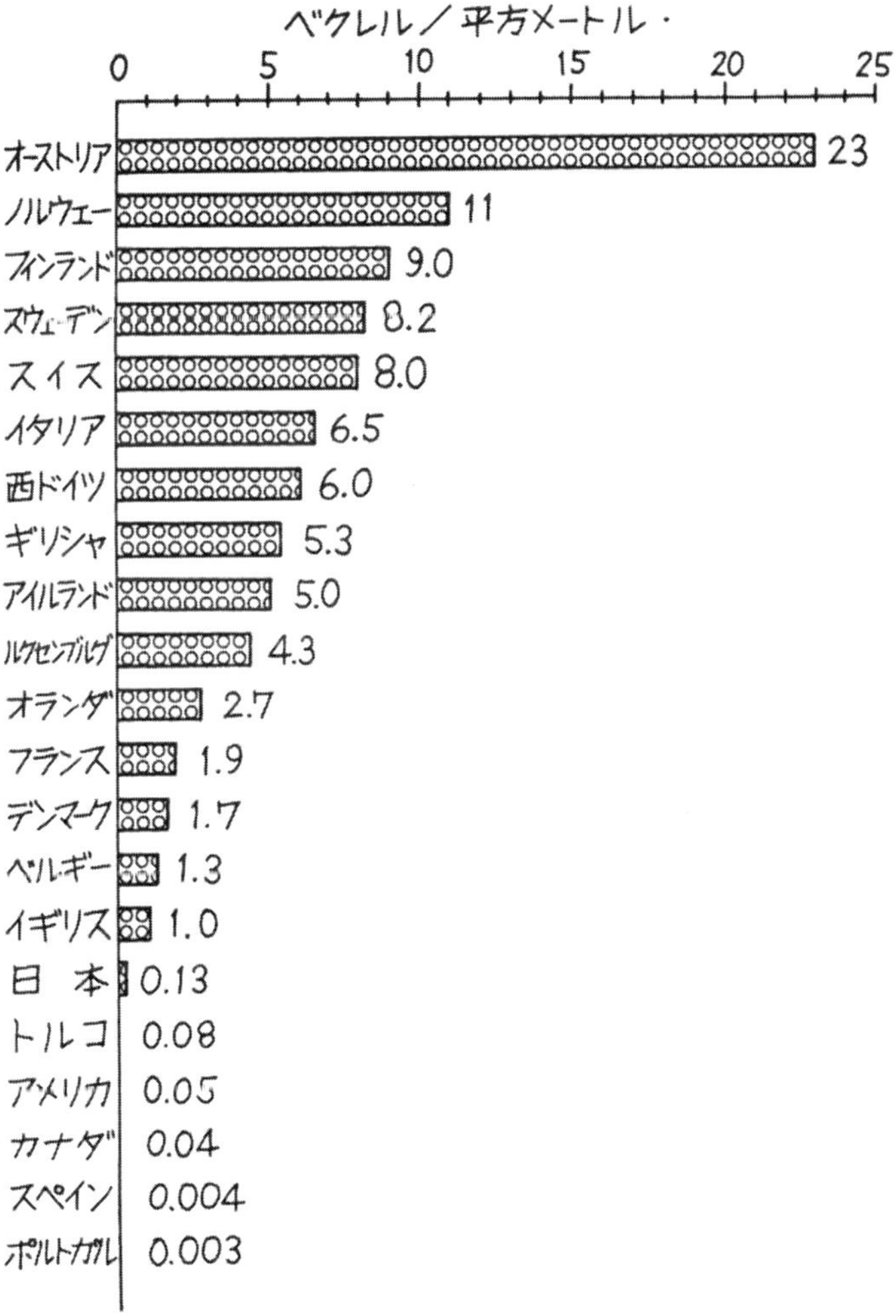

●イタリアスパゲティ中の放射能濃度の経時変化（日生協商品検査センターによる）

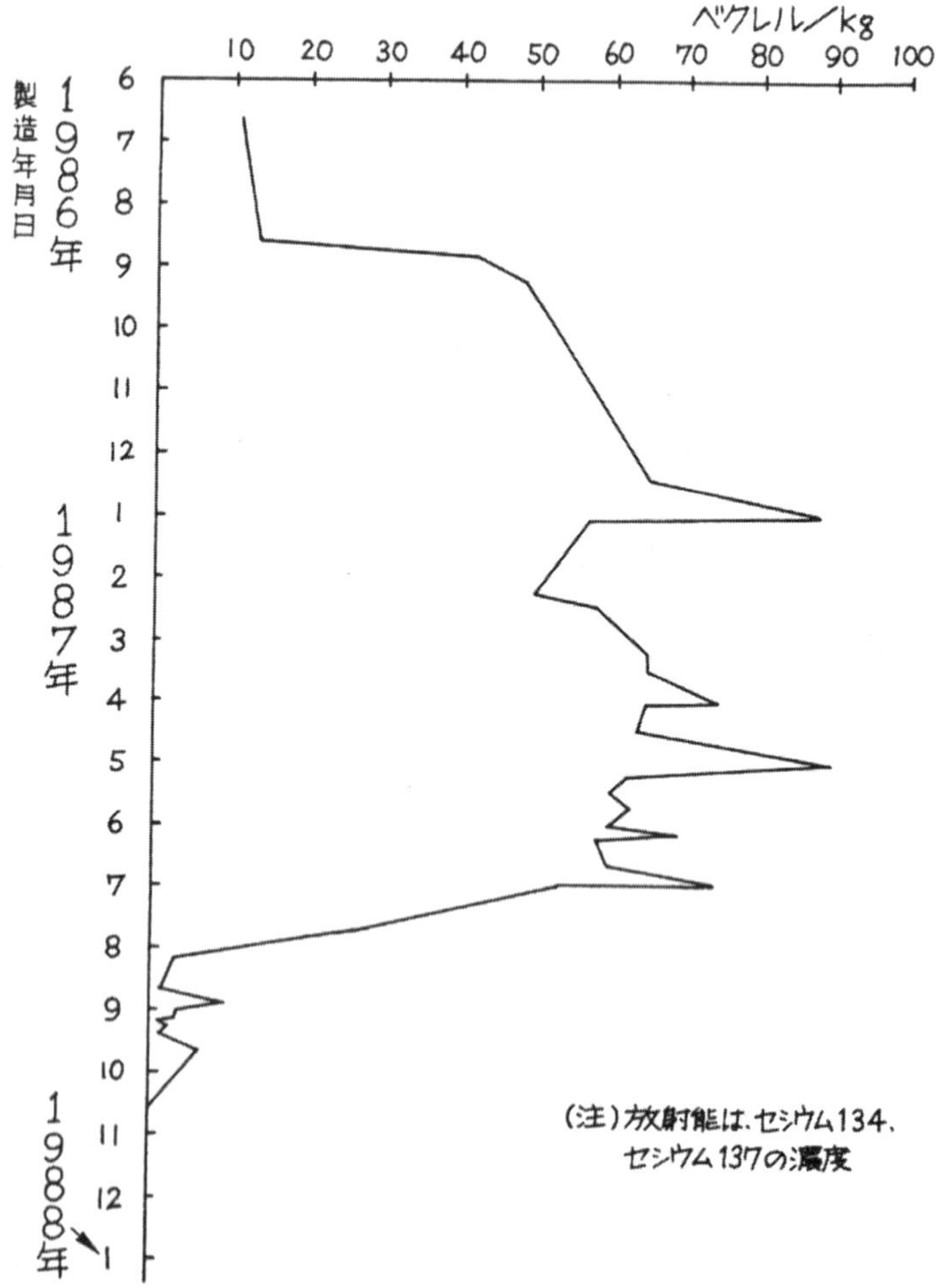

スパゲティに含まれるセシウム一三四とセシウム一三七の放射能濃度です。事故から一年半ほどたった一九八七年の秋以降大幅に減少している様子がわかりますね。

3……汚染食品による放射線被曝は？

放射能をたくさん摂取すれば、それだけ余計に内部被曝を受けます。たとえば、セシウム一三七を一〇〇〇ベクレル／キログラムの濃度で含む月桂樹葉二グラムを摂取した場合と、同じセシウム一三七を一〇〇ベクレル／キログラムの濃度で含むスパゲティを一〇〇グラム食べた場合とでは、どちらが放射能摂取量が多いでしょうか？

月桂樹葉の場合は、一キログラムあたり一〇〇〇ベクレルのものを、二グラム（＝〇・〇〇二キログラム）摂取したのですから、体内への取り込み量は、

1,000（ベクレル／kg）× 0.002（kg）＝ 2 ベクレル

一方、スパゲティの方は、同様の計算で、

100（ベクレル／kg）× 0.1（kg）＝ 10 ベクレル

となりますから、濃度は低いがたくさん食べたスパゲティの方が大きな体内汚染をおこすことになります。したがって、放射能濃度だけで危険度をおしはかるのは早計です。よく食べるものは、相対的に低いレベルでも、たくさん摂取することによって体内への取り込み量は大きくなるので、厚生省のように、濃度の基準だけで機械的に判断することには、問題がないわけではないのです。ごく少量を使うだけのものは、相対的に大きな汚染濃度でも、体内被曝にはあまり結びつかないわけです。本当は、（摂取量）×（濃度）の値が大きいものから順に要注意なのです。ついでに言うと、厚生省は三七〇ベクレル／キログラムの基準をこえて積み戻しになった食品のみを発表していますが、これは奇妙といえば奇妙なのです。何とならば、それらの食品は輸入を許可しなかったのですから、日本人の被曝に結びつかないものであり、実際に私たちが放射線を浴びるのは、基準以下で輸入が認められたものなのです。したがって、本当は、輸入が許可された食品の汚染状況をこそ私たちは知る必要があるのです。入学試験で不合格の受験生の点数を発表しているような感じです。

以上の説明で、私たちにとって大切なのは、実際に体内に取り入れる放射能だということがおわかりいただけたと思います。そこで、放射能を体内に摂取したとき何ミリシーベルトの被曝をするかについて、二つのケースを検討することにします。

一回摂取の場合

たとえば、一〇〇ベクレルのセシウム一三七を一回こっきり食べたとしたら、それによって何ミリシーベルト浴びるか、という問題です。

体内に入ったセシウム一三七は、ほぼ全身に分布します。そして、あっちこっちでベータ線やガンマ線を出します。ベータ線は飛ぶ距離が短いので、腎臓で出たベータ線は腎臓内で、肝臓で出たベータ線は肝臓内で、卵巣で出たベータ線は卵巣内で、それぞれ吸収されると考えてあまりまちがいはありません。やっかいなのは、ガンマ線です。この放射線は透過能力が強いので、たとえば腎臓から発射されたガンマ線は腎臓内でエネルギーを吸収されるとは限らず、体内のとんでもなく離れた部位のところにエネルギーを与えることもあるでしょうし、場合によっては、何事もおこさずに体外に出ていってしまったりします。だから、同じ腎臓から放出されたガンマ線といってもどっちの方向に出たかによって体内を通過する距離が違ってきますので、体の中で反応を起こしてエネルギー吸収がおこる割合もいろいろです。

さあ、ややっこしいことになってきました。そんな面倒なことがうまく計算できるのでしょうか？

昔はこんな複雑な計算はできませんでした。だから、被曝線量の評価もひどく大ざっぱで、臓器は全部球形に近似し、放射能はその球の中心に集中しているという非現実的な仮定で計算しました。腎臓に蓄積された放射性核種が肺にどれだけガンマ線被曝を与えるのかなどというやっかいなことは考えないことにし、放射性核種が入り込んだ臓器だけが浴びるものと割り切っていました。科学や技術の世界では、複雑なことを扱う場合、なるべくよく似た扱い易い状況に置き換えて「近似計算」をやりますが、肝臓だろうが全身だろうがみんな球に置き換えて、しかも放射能は中心に集まっていると考えるなどという扱いはとても「近似」と呼べるようなしろものではないので、私は「遠似」と呼んでいたほどです。

ところが、高速で大量のデータを処理できるコンピュータが普及してから、このややこしい計算がかなりよい近似度で実行できるようになったのです。

左の図を見てください。この図のように、人間の体のつくりを近似したモデルを数式で表してコンピュータ内にしつらえ、それをもとに、たとえば腎臓から出たガンマ線がどの臓器にどれだけの被曝を与えるかを計算することができるようになったのです。おかげで、今では、かなりの精度でガンマ線を含めた線量評価が可能になりました。

体内に入ったセシウム一三七は、排泄されてすこしずつ減りながらも、体内に残留している原子が全身のあちこちで放射線をだします。一回にまとめてある量の放射能を食べた場合、それらが全部体内から消えうせるまでに、合計何発の放射線を出すか——これが問題です。そして、この計算は体内の放射能が時間的にどのように減っていくのかさえわかれば、積分計算によって実際に求めることができます。有効半減期だけ経つごとに半分半分と減っていくという

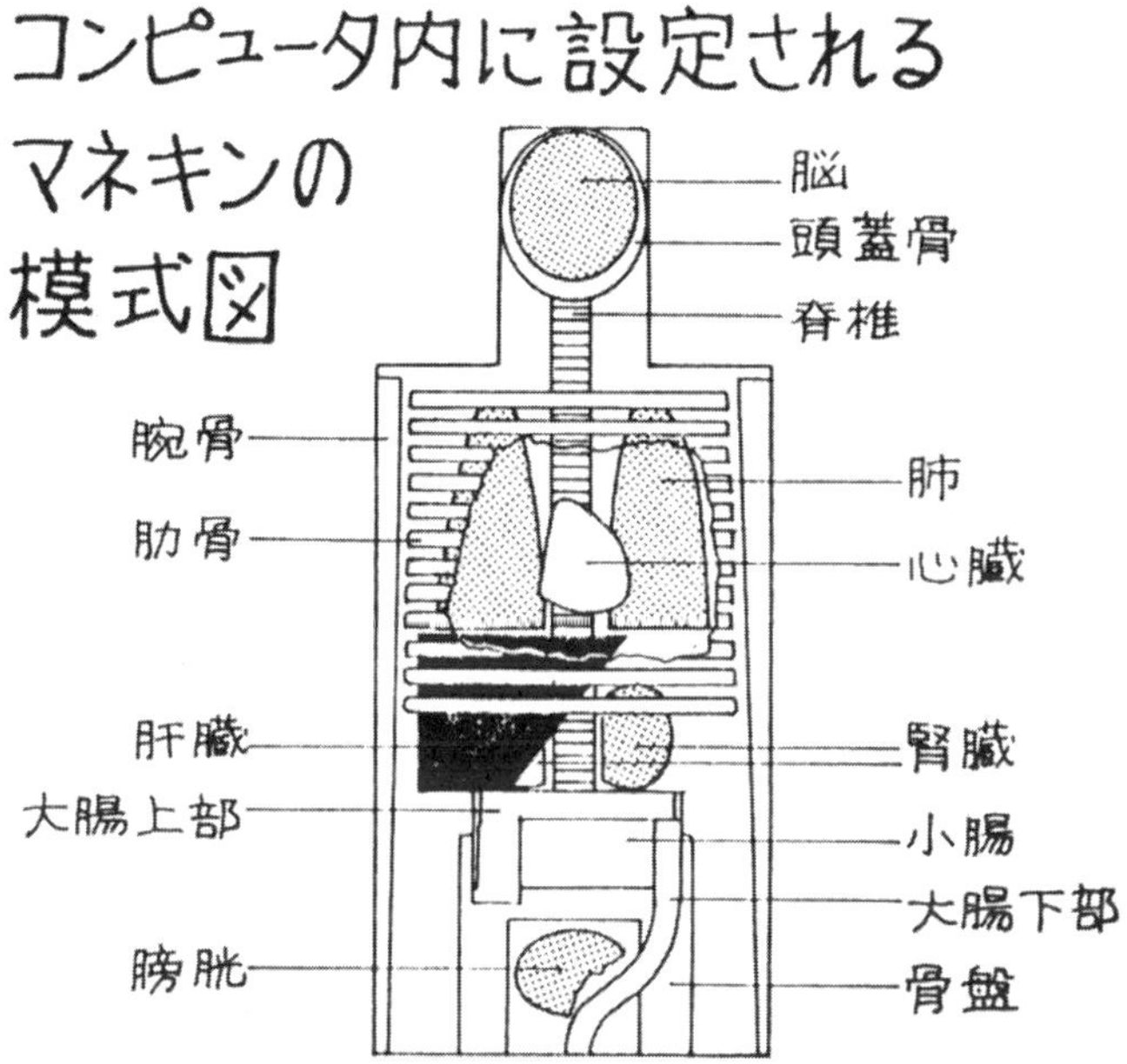

単純な時間的変化の場合には、計算はたいへん簡単です。セシウム一三七のように、ほぼ全身均等に分布する放射性核種の場合は、だいたいこのような単純な時間的変化をたどります。いろいろな臓器に異なる割合で取り込まれる放射性核種の場合、各臓器からの消失のスピードが違うので少し面倒ですが、それでも各臓器からの減少の様子がわかってさえいれば、どの臓器から合計何発ずつの放射線が放出されるのかを求めることは簡単にできます。

臓器別に放出される放射線の数がわかると、あとは、先に紹介した人体モデルに基づいてコンピュータが計算した臓器相互間のエネルギー吸収率の値を利用して、それぞれの臓器でどれだけのエネルギーが吸収されたかを求めることができます。こうして、各臓器で吸収されたエネルギーがわかれば、その値を臓器の目方で割ることによって、「臓器一キログラムあたり何ジュールの放射線エネルギーが吸収されたか」が計算されます。それは「吸収線量」を求めることにほかならず、あとは「線質係数」をかけて「線量当量」（単位はシーベルト）に直してめでたく出来上がりです。

線量は、ざっと、こんな手順で計算されるのです。すこしややこしい話で恐縮でした。ややこしいついでに、公式をひとつ書きます。体重mキログラムの人が有効半減期T日の放射性核種をAベクレル食べたとします。この核種はセシウムやカリウムのように、全身ほぼ均等に分布するとしましょう。体の中で一個の原子が放射線を出して別の原子に変わったとき、体の中でエネルギーがE（メガエレクトロンボルト）だけ吸収されるものとすると、体が受ける被曝線量D（ミリシーベルト）は、

$$D = \frac{0.00002 \times EAT}{m} \quad (\text{ミリシーベルト})$$

となります。

ここで、「メガエレクトロンボルト」という聞きなれない単位は、放射線のエネルギーを表

す特殊な単位のことです。エネルギーの単位としてふつう使われるのは「ジュール」で、一〇〇ワットの電球は一秒間に一〇〇ジュールのエネルギーを使っています。この「ジュール」という単位は、放射線のエネルギーを表現するには大きすぎる単位で、たとえばセシウム一三七が出すガンマ線の出すエネルギーはおよそ一〇兆分の一ジュールなのです。そこで、電子を一〇〇万ボルトの電圧で加速したときのエネルギー（一〇兆分の一・六ジュール）を一メガエレクトロンボルト（百万電子ボルト）と定義して、放射線のエネルギーを表すのに使います。この単位を使うと、セシウム一三七のガンマ線エネルギーは、〇・六六二メガエレクトロンボルトとなります。

さきほどの公式に戻りましょう。公式の分子が偶然「EAT」（英語の「食べる」の意）になりました。

この公式を見ると、大きなエネルギーを体に与える、有効半減期（T）の長い放射性核種をたくさん食べるほど、また、体重（m）が小さい人ほど放射線を多く被曝することがわかります。明らかに、おとなよりも子どもの方が、同じベクレルを食べても線量が多くなります。もちろん、体が小さくなると、体の内部で放出されたガンマ線が素通りして体外に出ていってしまう割合も増えるから、Eの値もすこし小さくなりますが、その小さくなり加減は、体重mが小さくなることによって被曝線量Dが大きくなる度合ほどではないので、全体としては線量は多くなるでしょう。もっとも、有効半減期Tもおとなと子どもでは違い、代謝の活発な子どものほうがTが小さくなるので、そのぶん線量Dはすこし減少します。体内に取り込んだ放射能A（ベクレル）以外は、本当は、人ごとに違う値になるので、厳密なことを言うとなかなかたいへんです。体重mはおとなと子どもで何倍も違いますが、EやTはそんなに極端には変化しないので、やはり幼児などでは同じベクレルを食べてもおとなより被曝線量が多いことになるのがふつうです。

セシウム一三七の場合、E＝〇・四八メガエレクトロンボルト、T＝九〇日ぐらいですから、体重六〇キロの人が一〇〇ベクレル食べた場合の線量は、

$$D = \frac{0.00002 \times 0.48 \times 100 \times 90}{60} = 0.0014 \text{ ミリシーベルト}$$

カリウム四〇の場合なら、E＝〇・五六メガエレクトロンボルト、T＝六〇日ぐらいですから、同じ体重六〇キロの人が一〇〇ベクレル食べれば、

$$D = \frac{0.00002 \times 0.56 \times 100 \times 60}{60} = 0.0011 \text{ ミリシーベルト}$$

となります。同じベクレル食べても、EやTの値が核種によって違うので、同じ被曝にはならないことがわかります。

なお、セシウム一三四の場合はE＝〇・六八、T＝八〇日ぐらいですから、同じ一〇〇ベクレル摂取時の被曝線量は、

$$D = \frac{0.00002 \times 0.68 \times 100 \times 80}{60} = 0.0018 \text{ ミリシーベルト}$$

となります。だから、同じセシウムでも核種が違えば危険度が違うことがわかります。

いくつかのケースについて、内部被曝線量を評価してみましょう。

例問一 イタリア・スパゲッティの中のセシウム一三四やセシウム一三七の濃度は、チェルノブイリ事故のあと大幅に減少してきましたが、たとえば、一九八七年一月一〇日に製造されたフェデリッチという会社の製品では、一キログラム中にセシウム一三四が約一一ベクレル、セシウム一三七が約三六ベクレル含まれていました。もしも、このスパゲッティを一〇〇グラム食べるとすると被曝はどれくらいでしょうか？

こたえ

セシウム134の摂取量＝11 $\times \frac{100}{1000}$ ＝1.1ベクレル

セシウム137の摂取量＝36 $\times \frac{100}{1000}$ ＝3.6ベクレル

セシウム一三四は、一〇〇ベクレルの摂取で〇・〇〇一八ミリシーベルトの被曝を与えるので、六・三ベクレルでは次式のように〇・〇〇〇〇二ミリシーベルトの被曝となります。

$0.0018 \times \frac{1.1}{100} = 0.00002$ ミリシーベルト

一方、セシウム一三七の方は、一〇〇ベクレルあたり〇・〇〇一四ミリシーベルトだから、三・六ベクレルでは次のように〇・〇〇〇〇五ミリシーベルトになります。

$0.0014 \times \frac{3.6}{100} = 0.00005$ ミリシーベルト

したがって、合計の線量は、0.00007ミリシーベルトとなります。

注意 この汚染度は、当時のイタリア・スパゲッティとしては高い部類に属しますが、一〇〇グラム摂取に伴う被曝はさいわいなことに、かなり小さな値であることがわかります。私が飛行機でヨーロッパに旅したときに浴びる放射線量の増加（数ミリレムから〇・一ミリシーベルト程度）に比べると、約一〇〇〇分の一程度の被曝にあたります。もちろんこのことは、「だから食品汚染の問題など取るに足らぬ」などと乱暴なことを言っているわけではありません。しかし、ノイローゼになるほど悩むような被曝とは縁遠いことも確かなのです。

チェルノブイリの事故以来、私のところにも電話や手紙で悩みの相談がありました。あの年の五月初旬、雨にうたれたが大丈夫か、汚染しているかもしれないチョコレートをひとつ食べてしまったが何ともないか、子どもにスパゲッティを食べさせたが癌の心配はどうか……お母さんたちの心配も無理からぬところです。当時、私は、「被曝の程度は右のような計算値をふまえてそれなりに理解を深めることとし、こうした不安の原因となった原発事故を根絶するにはどうしたらよいかという社会的関心を培《つちか》い、私たちの国でこんなことがおこらないようみんなで考え、声を集めていきたいものです」と書いたのですが、不幸なことに、二〇一一年三月一一日、福島原発でたいへん深刻な事故がおこり、日本のお母さんたちはふたたび「食卓の放射能汚染」を心配しなければならなくなりました。「喉もと過ぎれば、熱さ忘れる」という言葉がありますが、私はそうならないことを心から願っています。本当に私たちが原子力発電に依存し続けるのか、電力生産や電力消費のあり方について考え続け、「国家百年の計」を見定めていく必要があります。

例問二 チェルノブイリ原発事故のとき、ベルギー産のヘーゼルナッツ入りチョコレート菓子（セシウム一三四＝四二ベクレル／キログラム、セシウム一三七＝一二五ベクレル／キログラム）を五〇グラム食べました。被曝はどれくらいでしょうか？

こたえ 摂取量は、

セシウム134 $= 42 \times \frac{50}{1000} = 2.1$ ベクレル

セシウム137 $= 125 \times \frac{50}{1000} = 6.3$ ベクレル

ゆえに、線量は、例問一と同様に計算すると、

セシウム134 $= 0.0018 \times \frac{2.1}{100} = 0.00038$ ミリシーベルト

$$セシウム137 = 0.0014 \times \frac{6.3}{100} = 0.00088 ミリシーベルト$$

合　計　0.00013 ミリシーベルト程度

注意 その後、チョコレートの汚染も時間とともに減っていきましたが、ここにあげた例も相対的にかなり高い部類に属します。

例問三 一九八七年五月に輸入された西ドイツ産のカマンベール・チーズ（セシウム一三四＝一四ベクレル／キログラム、セシウム一三七＝四一ベクレル／キログラム）を三〇グラム食べたら、どの程度被曝するでしょうか？

こたえ 前問同様に、摂取量は、

$$セシウム134 = 14 \times \frac{30}{1000} = 0.42 ベクトル$$

セシウム137 $= 41 \times \frac{30}{1000} = 1.23$ベクトル

ゆえに、被曝線量は、

セシウム134 $= 0.0018 \times \frac{0.42}{100} = 0.0000076$ミリシーベルト

セシウム137 $= 0.0014 \times \frac{1.23}{100} = 0.0000172$ミリシーベルト

合　計　0.000024ミリシーベルト程度

例問四 二〇一一年三月の福島原発事故のあと、厚生労働省は、原子力安全委員会の示した指標にもとづいて、食品の「放射能汚染についての暫定的基準値」を定め、この基準を上回る食品が見つかった場合、食品衛生法に基づいて「出荷停止などを命じることができる」としました。

基準値は、放射性セシウムの場合、牛乳・乳製品が一キログラムあたり二〇〇ベクレル、野菜類、穀類、肉・卵などで五〇〇ベクレル、放射性ヨウ素の場合、飲料水で三〇〇ベクレル、野菜類で二〇〇〇ベクレルなどです。（チェルノブイリ原発事故のときは、放射性セシウムだけで一キログラムあたり三七〇ベクレルだったことはすでに説明しました）。

では、知らないうちに、この暫定基準めいっぱいの一キログラムあたり五〇〇ベクレルの放射性セシウムで汚染している肉を二〇〇グラム食べてしまったら、何ミリシーベルト被曝するでしょうか？

こたえ すでに述べたとおり、セシウム一三四とセシウム一三七の割合は時間とともに変化していきますが、仮に半々の割合で（つまり、同じベクレルずつ）含まれているとすると、それぞれ二五〇ベクレルずつになります。すると、

セシウム134 ＝ $250 \times \frac{200}{1000} = 50$ ベクレル

セシウム137 ＝ $250 \times \frac{200}{1000} = 50$ ベクレル

セシウム一三四が一〇〇ベクレルあたり〇・〇〇一四ミリシーベルト、セシウム一三七が一〇〇ベクレルあたり〇・〇〇　八ベクレルの被曝を与えるので、それぞれによる被曝は、

セシウム134 ＝ $0.0014 \times \frac{50}{100} = 0.0007$ ミリシーベルト

$$セシウム137 = 0.0018 \times \frac{50}{100} = 0.0009ミリシーベルト$$

合　計　0.0016ミリシーベルト

私たち日本人が自然界から一年間に受ける被曝が一・四ミリシーベルト程度なので、そのおよそ〇・一％（一〇〇〇分の一）強ということになりましょうか。

例問五　福島原発事故のあと、ヨウ素一三一を一リットルあたり三〇〇ベクレル含む牛乳を乳児に二〇〇ミリリットル飲ませてしまったのですが、どれくらい被曝するのでしょうか？

こたえ　「発電用軽水炉施設周辺の線量目標値に対する評価指針」（一九七六年九月二八日原子力委員会決定、二〇〇一年三月二九日一部改定）によれば、ヨウ素一三一を一ベクレルを食べると乳児は〇・〇〇〇一四ミリシーベルト被曝するとされています。したがって、被曝線量は、

$$0.00014 \times 300 \times \frac{200}{1000} = 0.0084ミリシーベルト$$

もちろん、この数字も正確無比というものではありません。だいたいのレベルを把握する程

度のことと理解してください。同じ汚染度の牛乳を大人が二〇〇ミリリットル飲んだ場合には、被曝は〇・〇〇〇九六ミリシーベルトと約一桁小さくなります。被曝線量は体重一キログラムあたりに吸収された放射線のエネルギーをベースにしているので、大人は体重が大きい分だけ小さく、逆に乳児はその分大きくなります。乳児の被曝がとくに注目されるのはそのような理由です。お母さんたちが安心して哺乳できる社会をめざしたいものです。

連続摂取の場合

放射能を一回こっきり摂取するのではなく、毎日毎日連続して摂取した場合にはどうなるのでしょうか？

すでに第二章の第八節で学んだように、この場合には体内量はだんだん増加していきますが、やがて摂取と排泄がバランスするようになると体内量はそれ以上増加しなくなります。そのような平衡状態での体内放射能は、次の式で求められるものでしたね。

平衡値（ベクレル）＝1.44×（1日あたりの放射能摂取量、ベクレル／日）

だから、セシウム一三七を一日一〇〇ベクレルずつ食べれば、平衡値は、

1.44×100（ベクレル／日）×90（日）＝1300ベクレル

になります。

これだけの放射能が体内にありつづけた場合の被曝線量は、年間およそ〇・五ミリシーベルトになります。さすがに、毎日食べたときの被曝は、けっこう大きな値になることがわかります。

もちろん、実際には、毎日毎日同じ量の放射能を食べつづけるということはないでしょう。多かったり、少なかったり、いろいろです。したがって、この計算は仮想的なものですが、毎日の食事の放射能汚染と被曝の関係を把握するひとつの目安として意味があるでしょう。

セシウム一三四の場合には、もし一日に一〇〇ベクレルずつ食べると、平衡値が、

1.44×100（ベクレル／日）×80（日）＝1150ベクレル

になります。有効半減期が少し短い分だけセシウム一三七よりも体内への蓄積放射能もやや少ないことがわかります。ただし、セシウム一三四の方が、セシウム一三七よりも強烈な放射線を出すため、平衡状態での年間被曝線量は約〇・六五ミリシーベルトと、セシウム一三七の〇・五ミリシーベルトより大きくなります。

チェルノブイリ原発事故のとき厚生省（当時）は、前述のとおり、セシウム一三四とセシウム一三七が一対二の割合で汚染している食品が一キログラムあたりおよそ四二〇ベクレルで汚染されていると、年間の被曝が五ミリシーベルトの三分の一（＝約一・七ミリシーベルト）にな

ると計算しました。本当かどうか、確かめてみましょう。

厚生省によれば、日本人は一日一・四キログラムの食品を食べ、その三五％が汚染食品だと仮定したのですから、実際に体の中に入ってくる放射能は、

$$420（ベクレル／kg）\times 1.4（kg／日）\times 0.35 = 206（ベクレル／日）$$

となります。セシウム一三四とセシウム一三七の比率は一対二ですから、上の一日二〇六ベクレル食べる分のうち、セシウム一三四が六九ベクレルに、セシウム一三七が一三七ベクレルとなります。ところで、セシウム一三四は、一日一〇〇ベクレルで年間被曝が約〇・六五ミリシーベルトなのですから、一日六九ベクレルずつの摂取なら、年間被曝線量は、

$$65 \times \frac{0.69}{100} = 0.45（ミリシーベルト／年）$$

となります。同様に、セシウム一三七を一日一三七ベクレルずつ食べつづけた場合の年間被曝線量は、

$$50 \times \frac{137}{100} = 0.69 \text{（ミリシーベルト／年）}$$

となります。したがって、両方を合わせると、年間一・一四ミリシーベルトぐらいの被曝というわけです。厚生省によると、セシウム一三四とセシウム一三七による被曝は、ほかの放射性核種を含めた全被曝の六六％だというのですから、セシウムの被曝が年間一・一四ミリシーベルトなら、全体の被曝線量は、

$$1.14 \div 0.66 = 1.7 \text{ミリシーベルト／年}$$

となります。確かに一・七ミリシーベルトになりますね。前提条件が適切であるかどうかという問題はあるにせよ、それらの前提をふまえた被曝線量の計算自体は、厚生省はまちがっていなかったようです。

では、いくつかの場合について、被曝線量を評価してみましょう。

例問一 一九八七年八月以降のイタリアのスパゲティのセシウム一三四とセシウム一三七による放射能汚染は、一〇ベクレル／キログラムより低いレベルで推移していますが、かりにこ

れを一〇ベクレル／キログラムとして、毎日二〇〇グラムずつこのスパゲティをずーっと食べ続けると、被曝線量はどのくらいになるのでしょう？　ただし、セシウム一三四とセシウム一三七の比率は一対三だとします。

こたえ　一日に食べる放射能は、

$$10\ (\text{ベクレル}/\text{kg}) \times 0.2\ (\text{kg}/\text{日}) = 2\ (\text{ベクレル}/\text{日})$$

となりますが、このうちセシウム一三四が〇・五（ベクレル／日）で、セシウム一三七が一・五（ベクレル／日）です。セシウム一三四とセシウム一三七を、一日それぞれ一〇〇ベクレル食べ続けたたときの年間被曝線量が〇・六五ミリシーベルトおよび〇・五ミリシーベルトなのですから、この例の場合は、

$$0.65 \times \frac{0.5}{100} + 0.5 \times \frac{1.5}{100} = 0.011\ (\text{ミリシーベルト}/\text{年})$$

となります。さいわい、この場合の被曝は、びっくりするほどではありません。私たちがヨー

ロッパ旅行をしたときのジェット機使用による被曝の増加の数分の一程度です。

例問二 ひところ、国内産のお茶の葉の汚染が問題になりました。かりに、お茶の葉がセシウム一三四とセシウム一三七によって一五〇（ベクレル／キログラム）の濃度で汚染していたとしましょう。このお茶の葉を一回に五グラム使用し、急須に一五〇ミリリットルのお湯を入れ、夫婦で七五ミリリットルずつ飲むものとします。このとき、うんと多めに見て、葉に含まれる放射性セシウムの五〇％が湯に溶け出してくるものとし、これを一日三回、食事のたびにずうっと飲み続けるものと仮定すると、はたして一年に何ミリシーベルト浴びることになるでしょうか？　ただし、セシウム一三四とセシウム一三七の比率は、本当はだんだん変化してくるのですが、一対三で一定であるとします。

こたえ 一日あたりの放射性セシウムの摂取量を求めると、

$$150\text{（ベクレル／kg）}\times 0.005\text{（kg／回）}$$
$$\times\frac{75\text{（ml）}}{150\text{（ml）}}\times 0.5\times 3\text{（回／日）}=0.56\text{（ベクレル／日）}$$

内訳は、セシウム一三四が〇・一四（ベクレル／日）、セシウム一三七が〇・四二（ベクレル／日）ですから、これを飲み続けたときの年間被曝線量は、前例の場合と同様にして、

$$0.65 \times \frac{0.14}{100} + 0.5 \times \frac{0.42}{100} = 0.003$$（ミリシーベルト／年）

実際には、お茶の葉がずうっと一五〇（ベクレル／キログラム）といった高いレベルで汚染しているわけではありませんし、湯への浸出率ももっと低いようです。また、相対的に危険度の高いセシウム一三四は半減期二年で減衰するので、これらのことを考慮すると、実際の被曝は、この計算値よりもかなり低いに相違ありません。かりに一桁低いとすれば〇・〇〇〇三（ミリシーベルト／年）、五〇年間飲み続けたとして単純に五〇倍すると、合計の被曝は〇・〇一五ミリシーベルト程度ですから、この場合も一回の海外旅行による過剰被曝の方が、五〇年分の被曝よりずっと多いことになります。これも、幸いなことと言うべきでしょう。誰だって被曝線量が多いことを喜ぶ人はいません。

チェルノブイリの原発事故後、国内の茶業生産者のなかに、「放射能汚染のあるお茶を消費者に供給するわけにはいかない」として、一部のお茶の葉を焼却処分にした人もいました。右の計算結果から見れば、この措置は自然科学的な計算ずくでやったというよりは、放射能に対

する心理的忌避感に基づいて、生産者と消費者の間の信頼関係を保とうとするひとつの社会的行為としてとられたと考えられます。もっとも、汚染したお茶の葉を焼いて放射性セシウムを環境中にふたたび放出してしまったということがこの方にとってどういう意味があったのか、その辺はあまり深く考えずにとった行動なのかもしれません。

この生産者からお茶の供給を受けていた人びとは、汚染したお茶の葉をビン詰めにしてチェルノブイリ原発事故を忘れぬためのシンボルにしたそうです。チェルノブイリ原発の炉心部で、ウラン二三五が原子核分裂をおこしてセシウム一三七などの放射性物質になった、そのまぎれもない証拠がビン詰めにされたというわけで、いわば「チェルノブイリの形見」という感じです。生産者も消費者も巻き込む社会的大事故だったチェルノブイリ原発事故の深刻な意味を忘れず、どうすれば、放射線の「癌あたりくじ」をばらまくような事態を避けられるのか、みんなで認識を深めたいものです。

例問三 私たちは一日あたりだいたい五〇ベクレル程度のカリウム四〇の自然放射能を食べていますが、これによる年間被曝線量はどれくらいでしょうか?

こたえ 有効半減期を六〇日として、体内のカリウム四〇の放射能の平衡値は、

1.44×50（ベクレル／日）／60（日）＝4300（ベクレル）

でしたね。毎秒四三〇〇個のカリウム四〇原子が体の中で放射線をだしているので、一年間では、

4300（個／秒）×60（秒／分）×60（分／時間）×24（時間／日）×365（日／年）
＝1360億個／年

となります。すごい数です。こんなにたくさんのカリウム四〇原子が体の中でベータ線やガンマ線を出すかと思うと、何となく薄気味悪く、体がムズムズする感じですが、これによる一年間の被曝線量を計算してみると、およそ〇・二ミリシーベルトになります。地球上に約五〇億の人がいるので、カリウム四〇による全地球人の一年間の被曝線量はちょうど一〇〇万シーベルト程度です。全身が均等に浴びたときの癌死亡のリスク（危険）が、前に述べたように「一〇ミリシーベルトで一万人に一人」程度だとすると、全人類が年間に一〇〇万シーベルト被曝することによる癌死亡者数の推定値は、一万四〇〇〇人ぐらいになります。私たちの体内に巣食う天然放射性核種カリウム四〇は、計算上は、全地球上で毎年一万人あまりの命を癌で奪っている勘定になることがわかります。七〇億人中の一万四〇〇〇人ということは、五〇万人に

一人ぐらいの割合です。みなさんは、この割合を「小さい」と感じますか？　それとも結構「大きい」と感じますか？

4……食品汚染にどう対処するか？

福島原発事故のように、不本意ながら放射性物質による環境汚染がおこってしまった場合、その結果として生じる食品汚染に私たちはどう対処すればいいのでしょうか？　私は、つぎの五つの点を提起したいと思います。

❶食品汚染の実態を知ること。
❷たとえ、放射能汚染が国の輸入許可基準以下のものであっても、それなりに放射能が含まれている食品は、あえてその消費を奨励しないこと。
❸汚染の実態はできるだけ公表し、最終的には消費者の選択の自由を保証すること。
❹汚染食品、体内摂取にともなうリスクを評価する際には、いたずらに「放射能に対する恐怖感」といった感情に溺れず、科学的な評価結果をふまえること。
❺食品の放射能汚染に対する関心を持続し、供給者との間に好ましい緊張関係を保つこと。

すこし補足的に説明しましょう。

❶の汚染実態の把握は、なんといっても大切な出発点です。この面では、まず、国がその責任において、原発事故による食品の放射能汚染実態をできるだけ綿密に把握し、国民に知らせる活動をしなければなりません。すくなくとも、専門家がアクセスできるようにデータを公開することが不可欠です。

また、チェルノブイリ原発の時のように輸入食品が問題であるだけでなく、福島原発事故の場合のように国内産の農作物、肉類、魚介類、牛乳などの汚染が懸念される場合には、それぞれの地方の自治体が、その地域で生産されている産品について放射能汚染の実態を把握するために役割を果たす必要があるでしょう。

しかし、国や自治体まかせでは不十分です。消費者が、科学者とも協力して、自主的監視活動を旺盛に展開すること――これは、独自の大切な意義をもっています。

食品の中の微量放射能を測ることは簡単ではないので、測定できる数に限りがあります。数少ない測定例から食品全般の汚染状況を推定する必要が生じますので、こうしたことについての科学的知識を要します。「科学者とも協力して」という意味はそういう内容を含んでいますが、同時に、大学や研究所の科学者のなかには、ゲルマニウム・リチウム半導体検出器を備えた研究室で独自の分析ができる立場にいる人も結構いますから、場合によっては役割の分担といったことも有益です。

❷の点では、「それなりに放射能が含まれている食品」という微妙な言いまわしが皆さんの心にとまったことでしょう。「それなりに」とはどのレベルをさすのか？　という質問を受けそうです。また、「消費を奨励しない」という言い方にも抵抗を感じる人がいるかもしれません。なぜもっと厳しく「消費を禁止する」としないのか？　という疑問が出るかもしれません。

すでに見たように、たとえばチェルノブイリ事故当時、スパゲティには自然放射能であるカリウム四〇が、一キログラムあたり四〇ベクレル程度は入っていました。スパゲティはとかく放射性セシウムの汚染があるというううわさだからやーめた、と言ってカレーでも作ろうとすれば、もちろんカレー粉にはカリウム四〇が一キログラムあたり五〇〇ベクレルぐらい含まれているというわけです。セシウム一三四やセシウム一三七の放射能汚染が問題になるまでは、多分どの食品を食べればカリウム四〇の被曝が少なくてすむかといったことにはまったく無頓着だったはずです。「知らぬが仏」と言えばそれまでですが、本書にリスト・アップしたカリウム四〇濃度を知っても、おそらくあまり気にしないのではないでしょうか。そういう意味では、私たちは、食品からの放射能はビタ一文いやだとは原理上も言えないし、生活実態としてもカリウム四〇が一キロあたり数十～数百ベクレルの放射能をもっている食品を利用しているということです。だから、セシウム一三七などによる汚染も、ちょっとでもあったらイヤだという原則的な立場は大切だとしても、どのレベル以下はＯＫとか、どのレベル以上は絶対的な意味でダメとか言いにくいのです。

それに、たとえばセシウム一三四とセシウム一三七による汚染がそれぞれ一キロあたり一一ベクレルおよび三五ベクレルであるようなイタリア産マカロニ——これは、一九八七年四月三日に製造されたものの中に、私たちが検出しました——をかりに一〇〇グム食べた場合、私たちが受ける被曝が〇・〇〇〇七ミリシーベルト程度の小ささだという点も、食用を禁止するほどのことではないという考えを支持します。

こういうわけで、このレベルの汚染のものを食べたからといって放射線障害の危険性が目に見えて増大するなどというレベルからは程遠いので、深刻に思い悩むほどのことはないのですが、それでも、放射線はなるべく被曝しないにこしたことはないという原則に照らして、そしてまた、こちらの方が重要ですが、放射能による食品汚染はなるべく追放するのだという、より安全な食品を求める消費生活者としての原則的姿勢の問題として、「それなりの」汚染があることがわかっている食品については、「みんなで食べよう運動」の対象品目にしないとか、安売りの対象からはずすとかいった配慮をしてはどうか、というのが❷の提案なのです。

❸は汚染実態の公表の仕方に工夫が必要ですが、消費者の不安をなくすためにも、その時点で市場に供給されている食品の放射能汚染の概要を知らせることが大事でしょう。よく、公表すると混乱するからという理由で公表をしぶる向きもありますが、それは、どちらかというと市民を愚民視する姿勢ともいうべきもので、あまりいただけません。人工放射能である放射性

セシウムがどれくらい、自然放射能であるカリウム四〇がどれくらいといったことをおおらかに公表すれば、人びとはそれを理解し、対処の仕方を学んでいきます。

また、汚染状況がおおまかにでも公表されれば、当面は汚染の少ない産品を選ぼうかといった選択もできますから、人工放射能は少しでもイヤだと考える消費者は、それなりに選択権を行使することができます。「たとえとるに足りない被曝でも私はイヤ」というのもひとつの考え方であって、排斥する理由はなにもありません。もちろん、人工放射能に起因する被曝も自然放射能に起因する被曝も、線量が同じなら受ける影響は同じと考えられますから、人工放射能を含む食品Aを避けて別の食品Bを選んだら、Bは比較的高い濃度の自然放射能を含んでいて、結果として被曝線量に差がなかったり、かえってふえたりすることもあるわけですが、そこをどう考えるかは、当該消費者の考え方次第です。食品を選ぶごとに被曝線量の計算ずくで行動するわけではないでしょうから、結果として被曝線量次元では得がなかったり、場合によっては逆に損をしたりしても、人工放射能は忌避したいというその人の生きざまの問題と言えなくもありません。もちろん、「そのような消費行動は、恐れなくてもいいものを恐れている非理性的な行動だ」と批判することはできますし、そのような批判の自由も保障されなければなりません。「非理性的なものを信じる自由」も、認められるべきでしょう。私は『霊はあるか』（講談社）という本を書き、「霊は、科学的な意味では存在しない」ことを徹底的に論じました。しかし、「科学的には存在しないもの」でも、それを信じる自由はあります。神の実在が科学的に証明されようがされまいが、神を信じる自由はあります。霊の存在が科学的に証明されようが否定されようが、それを信じる自由はあります。そして、「ありもしない霊を恐れるのは非理性的だ」と批判する自由もあります。だから、放射能にえもいわれぬ恐怖感、不快感を抱く人が、その汚染レベルの高い低いにかかわらず拒否するという消費行動をとることも自由でしょう。同時に、「自然放射線の何十分の一も低い放射能を恐れるのは理性的ではない」と批判する自由も保障されるべきでしょう。このような緊張関係こそが、社会が一つの立場に押し流されて崖っぷちに突き進んでいく危険を回避する大切な力だと思います。

❹は、汚染食品の摂取による危険度が気になったら、いたずらに根拠もなく思いわずらうことなく、科学的な評価を土台に置くことが必要だということです。本書は、放射性セシウムによる汚染に関しては、おおざっぱに被曝を評価する方法を与えていますが、よくわからなかったり、それでもなお不安だったりすれば、私を含め、専門家に聞いてください。それは、研究者を専門分野の学窓に閉じ込めず、市民的センスを忘れさせないようにするための大切な行為でもあると私は思います。私自身、一九七〇年から地域住民の人々と原発開発批判に取り組み、自分の専門領域をこえた質問を次々と浴びせられて鍛えられました。北海道の岩内原発の問題をめぐって現地でシンポジウムを開いたとき、「原発がくるとホタテの養殖にどんな影響があるか？」とか、「となりの共和町のメロンづくりは大丈夫か？」などの質問を浴びせかけられ

ました。私の本来の専門は原子力工学であって、ホタテやメロンのことは専門外です。だから、「それは私の専門ではありません」と言って答えないというのも一つの方法です。専門分野に忠実であろうとすれば、むしろ「専門外のことは答えない」ということが科学者の正道だとも考えられるかもしれません。しかし、私はそうは考えませんでした。原発を地域社会に持ち込めば、ありとあらゆる政治的・経済的・社会的問題が同時に持ち込まれるので、地域住民が関連するあらゆる問題に関心をもつのは当然のことです。大学の先生を呼んだら、「それは私の専門ではない」といって答えてくれなかったとしたら、地域の人々にとっては「いったい何のための学問だ」ということにもなりかねません。私は投げかけられるありとあらゆる問題に私なりに答えようと、自分の守備範囲を広げる努力をしました。私が、東京大学工学部卒業でありながら、同・医学部放射線健康管理学教室→立命館大学経済学部→同・国際関係学部と異なる分野を渡り歩いてこられたのは、そのような姿勢とも無関係ではありません。この国の科学の担い手たちが社会的な試練を受けることは、科学を市民たちの手に取り戻すためにも、とても大切なことだと思います。

❺もまたたいへん重要な点で、消費者が放射能汚染を厳しく監視していることをわからせることによって、ふらちな業者が不法な汚染を承知の上で市場に供給したりするのを抑止し、社会全体として、放射能汚染の原因をできるだけ追放していく姿勢を保とうということです。す

こしぐらいならいいじゃないか、というムードは、ややもすると歯止めのないいい加減さに堕する危険があります。すこし厳しすぎると思われるぐらいの方が、緊張感を保つうえでも望ましいと思います。「喉もと過ぎれば、熱さ忘れる」のことわざのように、人間はホットな時期をのりこえると、もうそのことへの関心を失いがちです。そうならないためには、学習活動がたいへん大切です。

折にふれて生活のさまざまな問題を話し合い、少々不得意な領域でもみんなでワイワイとアタックすること——これは重要です。主婦が放射能のことまで学ばなければならない世の中はやっかいな世の中ですが、いまはそういう時代なのだと覚悟を決めて生きる必要があるように思います。この本が、その面で少しでも役立てば、私はたいへんうれしく思います。

おわりに

二〇一一年三月の福島原発事故は、ほんとうにハラハラする経過をたどりました。原子炉の中でいったい何がおこっているのかが見極められず、事故の落ち着く先が見えてこない日々が続きました。事故から半月余りがたった三月三〇日、原子力安全委員会委員長代理の要職も務めた東大時代の同期生から、原子力政策に深く関わってきた重要な人々一六人が連名で、「福島原発事故についての緊急建言」を政府に提出した旨が伝えられてきました。原子力安全委員長、日本原子力学会会長、放射線影響研究所理事長などを経験したそうそうたる人々です。

その文書は、冒頭、「原子力の平和利用を先頭だって進めて来た者として、今回の事故を極めて遺憾に思うと同時に国民に深く陳謝いたします」とありました。そして、つぎのように書いてあります。ちょっと難しい用語が使われていますが、紹介してみましょう。

「私達は、事故の発生当初から速やかな事故の終息を願いつつ、事故の推移を固唾を呑んで見守ってきた。しかし、事態は次々と悪化し、今日に至るも事故を終息させる見通しが得られていない状況である。既に、各原子炉や使用済燃料プールの燃料の多くは、破損あるいは溶融し、燃料内の膨大な放射性物質は、圧力容器や格納容器内に拡散・分布し、その一部は環境に放出され、現在も放出され続けている。特に懸念されることは、溶融炉心が時間とともに、圧力容器を溶かし、格納容器に移り、さらに格納容器の放射能の閉じ込め機能を破壊することや、圧力容器内で生成された大量の水素ガスの火災・爆発による格納容器の破壊などによる広範で深刻な放射能汚染の可能性を排除できないことである」

たいへん深刻に状況を認識しており、私もその真剣な姿勢にちょっとした感動を覚えるとともに、事故対応に当たる人々がすくなくともこの緊張感を共有してもらいたいとも感じました。「建言書」は最後に、「事態をこれ以上悪化させずに、当面の難局を乗り切り、長期的に危機を増大させないためには、原子力安全委員会、原子力安全・保安院、関係省庁に加えて、日本原子力研究開発機構、放射線医学総合研究所、産業界、大学等を結集し、我が国がもつ専門的英知と経験を組織的、機動的に活用しつつ、総合的かつ戦略的な取組みが必須である。私達は、国を挙げた福島原発事故に対処する強力な体制を緊急に構築することを強く政府に求めるものである」と結んでいました。事故直後から、私も同じ趣旨のことをくりかえしマスコミを通じて発信していました。「緊急建言」を発した人々とは立場は違うにせよ、私自身もこの国の原子力政策に約半世紀にわたって関わってきた者として内心忸怩《じくじ》たるものを感じ、福島の地域住民の人々に申し訳ない気持ちでいっぱいでした。福島県は私の父母の故郷でもあり、私自身、太平洋戦争の終戦前後の数年間を過ごした第二のふるさとでもあります。私としては、事故処理の当事者たちが事態を軽視することなく、こうしたまじめな建言に率直に耳を傾けることを期待するばかりでした。事故処理は長期化し、廃炉処分に至る二〇年ほどの過程を歩みつつあります。政府や事故当事者は、ひきつづき、国民に対して「隠すな、ウソつくな、意図的に過小評価するな」の三原則を厳しく守り、市民の皆さんにも、この国の電力生産やエネルギー利用のあり方について考え、行動し続けてもらいたいと願っています。

福島原発事故の影響の全容は、これから徐々に明らかにされるでしょうし、そうしなければなりません。事故の経過の中で、食品の放射能汚染の危険度についてもたびたびコメントを求められました。私が専門とする放射線防護学は、一つの科学分野です。いやしくも「科学」である以上、原発に賛成だろうが反対だろうが、「一リットルあたり五〇〇ベクレルのセシウム一三七で汚染された牛乳を一五〇ミリリットル飲んだときの甲状腺の被曝線量は?」と問われれば、だいたい似たりよったりの結論を導くでしょう。それは、「2+3=5」が宗教的信念や政治的立場によって変わらないのと同質の問題です。だから、本来は誰が言っても変わらないものであり、それこそが科学というものの特徴でもあるはずです。

しかし、人々は、たとえ同じことを言っても、それを事故当事者が言うのか、原子力安全・保安院が言うのか、政府が言うのか、安斎育郎が言うのか、その情報の発信者によって「疑わしい」と感じたり、「隠しているに違いない」と反発したり、いろいろな反応を示します。同じ意味内容のことを発信しても、情報発信者の信頼性によって説得力には天と地ほどの差が出るのですね。本書は、ある信念をもって生きてきた私・安斎育郎という人物が、それなりに科学の名において解説しているものではありますが、本書の内容を信じてもらえるかどうかは、もちろん読者の皆さんに委ねられています。だから、私としては、この本は単なる科学解説書としての出来・不出来ではなく、安斎育郎の生きざまが問われているに相違ないと、内心ドキドキしているのです。この問題にたいする皆さんの見方・考え方にとって役立つことを期待するばかりです。

●環境に放出された放射性物質の経路

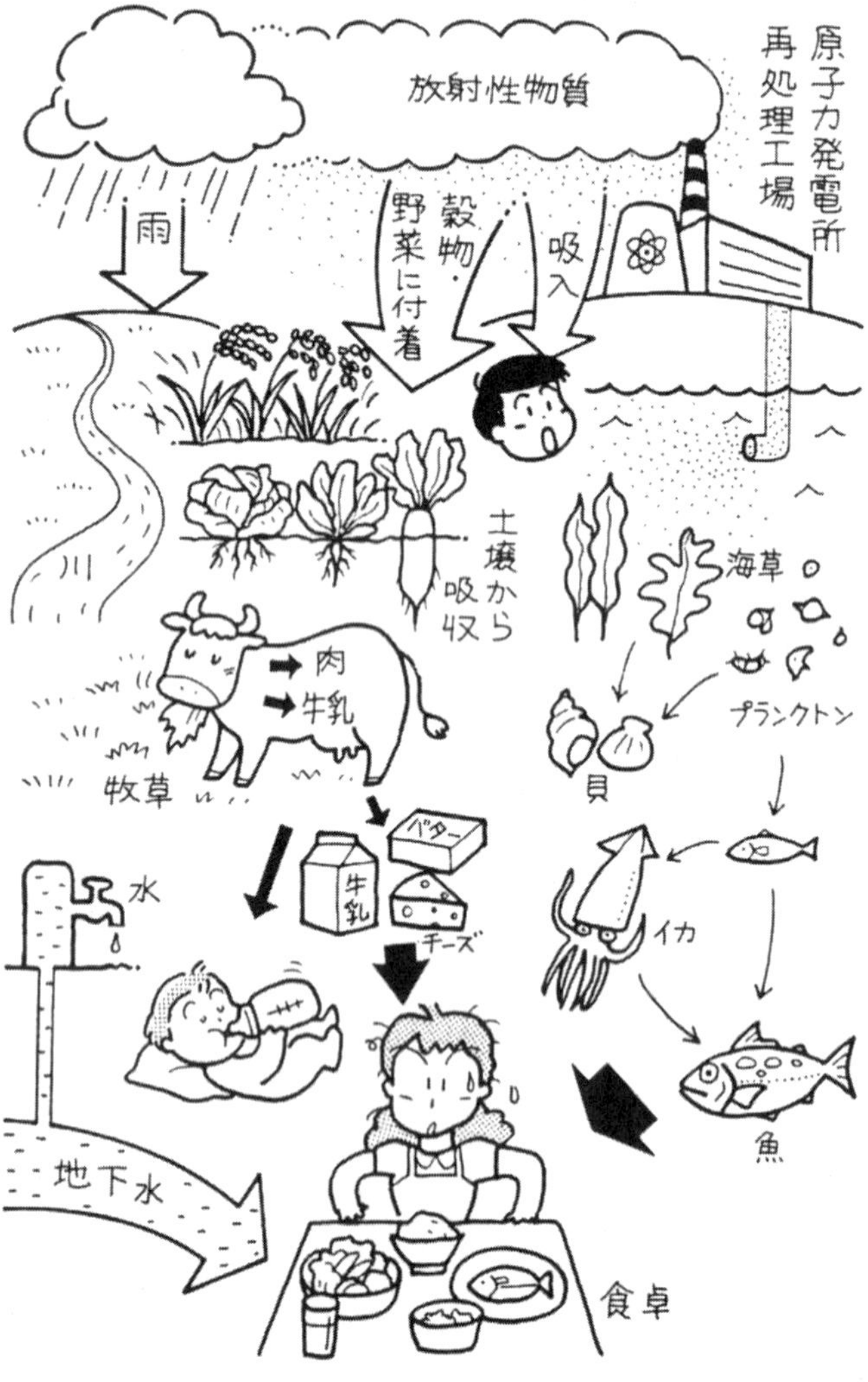

参考資料

〈福島原発事故関連〉

● 放射性物質の暫定基準値

放射性物質の種類	暫定基準値（1キログラムあたりのベクレルの値）	
放射性ヨウ素	飲料水	300
	牛乳・乳製品 ※乳児用粉ミルクなどは100	
	野菜類（根菜、イモ類を除く）	2000
放射性セシウム	飲料水	200
	牛乳・乳製品	
	野菜類	500
	穀類	
	肉・卵・魚・その他	

● 福島第一原発近海のヨウ素131の測定値（南に330メートル地点）

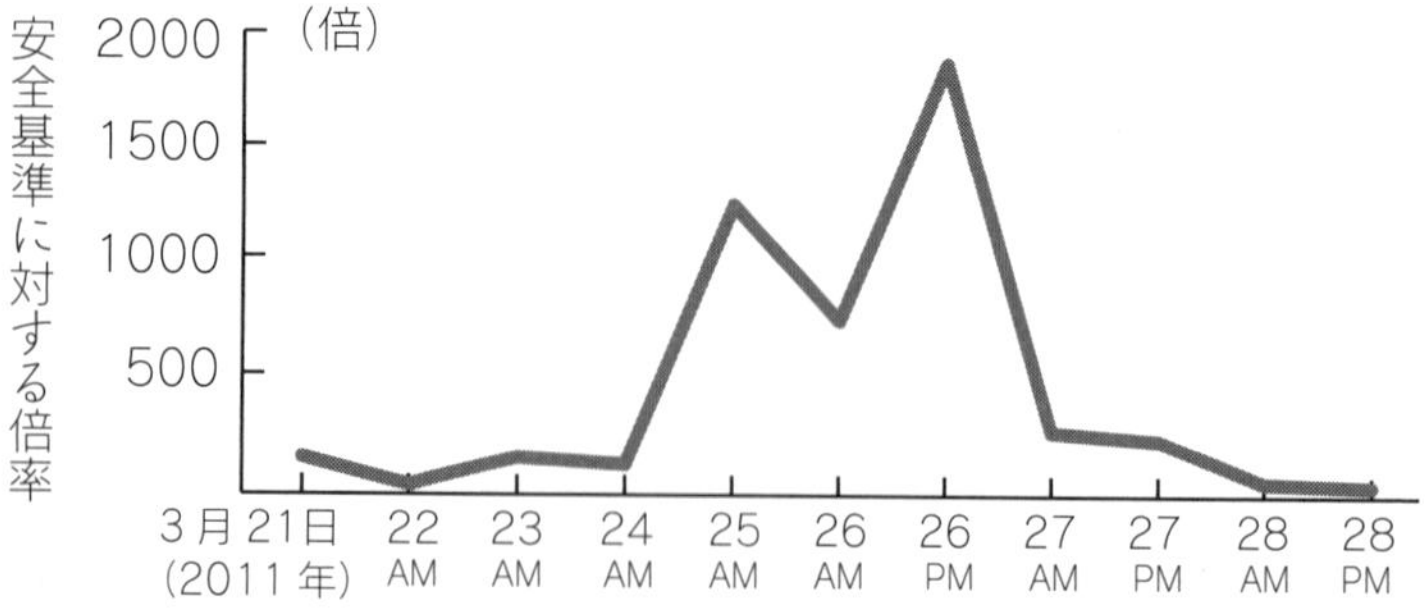

● 日本分析センターにおける空間放射線量率の測定結果（2011 年 4 月）

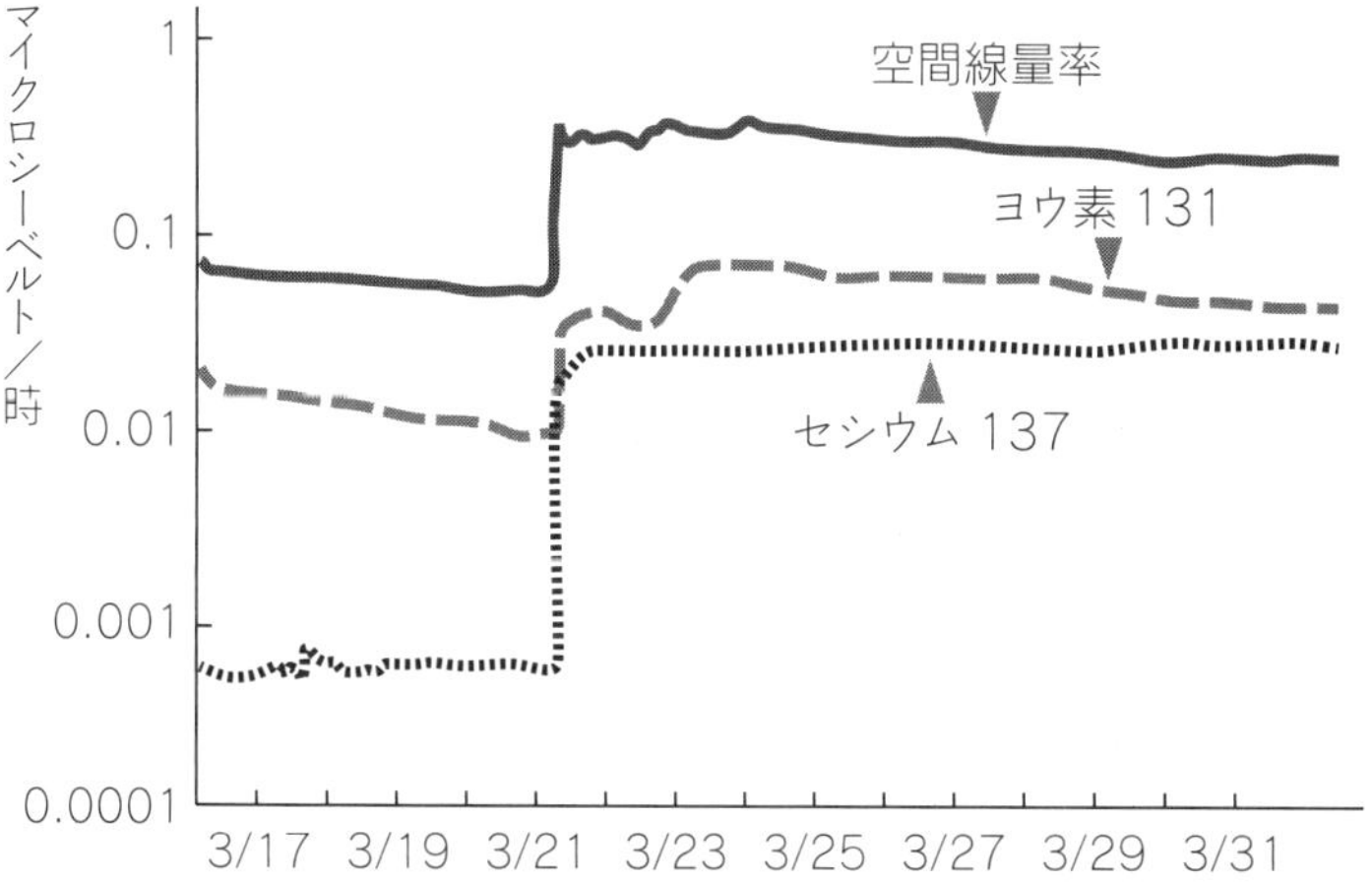

マイクロシーベルト／時
1
0.1
0.01
0.001
0.0001
3/17
3/19
3/21
3/23
3/25
3/27
3/29
3/31
空間線量率
ヨウ素 131
セシウム 137

● 福島第一原発近海の放射能測定（2011 年 3 月 27 日時点。安全基準に対する倍率）

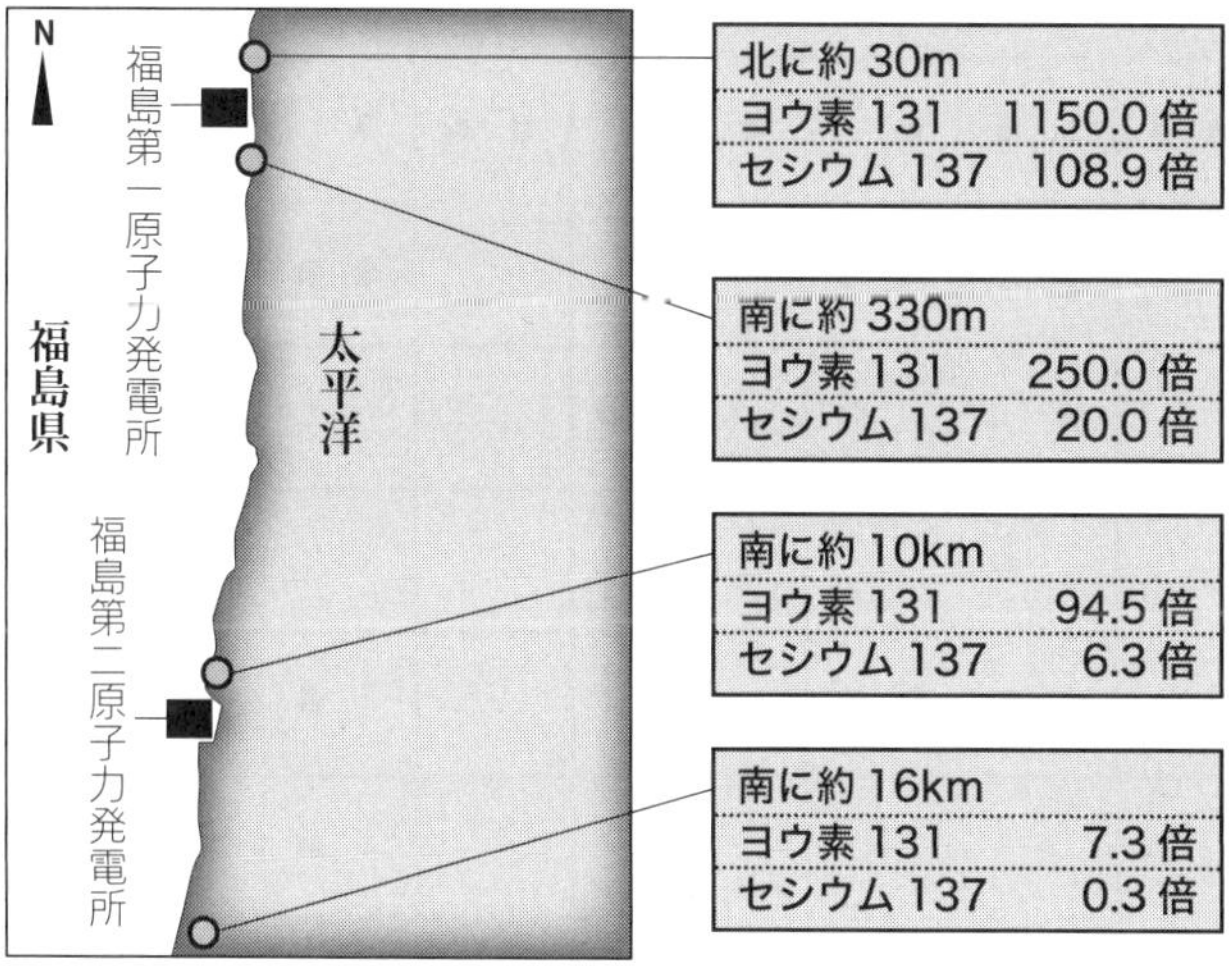

N
福島第一原子力発電所
福島県
太平洋
福島第二原子力発電所
北に約 30m
ヨウ素 131　1150.0 倍
セシウム 137　108.9 倍
南に約 330m
ヨウ素 131　250.0 倍
セシウム 137　20.0 倍
南に約 10km
ヨウ素 131　94.5 倍
セシウム 137　6.3 倍
南に約 16km
ヨウ素 131　7.3 倍
セシウム 137　0.3 倍

〈チェルノブイリ原発事故関連〉

(1) チェルノブイリ原発事故(1986年4月26日発生)後の各国の放射能対策(昭和61年度 原子力安全白書)

凡例: ●＝実施　▲＝一部実施

防災措置	外出など		牛乳		雨水		生鮮野菜		ヨウ素剤	食料品輸入		旅行者		〔措置〕
	•戸外に出ない	•子供を砂場で遊ばせない	•摂取制限	•乳牛に生草を与えない	•飲まない	•乳牛に与えない	•食べない	•洗って食べる	•服用する	•ソ連から禁止	•東欧から禁止	•ソ連・東欧へ旅行しない	•ソ連・東欧からの帰国者を検査	
西ドイツ				●			▲	●		●	●		●	EC諸国、5/12～31まで、ソ連・東欧諸国からの食料品輸入を制限
フランス							▲			●	●			
イギリス			●		▲		●			●	●			
オーストリア	▲	●	●		●		●	●						
スウェーデン	●	●	▲	●	●		●			●	▲	●		5/17. 国産食品の流通解禁
フィンランド			●		●	●						●	●	
ポーランド			▲				▲		●					
チェコ				▲										
ユーゴ			▲	●	●	●		●					●	5/12 解除
アメリカ													●	

(WHOが5月6日に発表した資料、その他より作成)

(2) チェルノブイリ原発事故による日本人の被曝推定値

（ミリシーベルト／人）

			成人	幼児	乳児
外部被曝線量		平均	0.013	0.013	0.013
		最高	0.026	0.026	0.026
内部被曝線量	甲状腺	平均	0.021	0.055	0.053
		最高	0.042	0.10	0.098
	全身	平均	0.00009	0.00029	0.00039
		最高	0.00014	0.00043	0.00056

（科学技術庁原子力安全局資料より）

(3) チェルノブイリ原発事故後の日本の原乳中のヨウ素131濃度（1986年）

（昭和61年度原子力安全白書より作成）

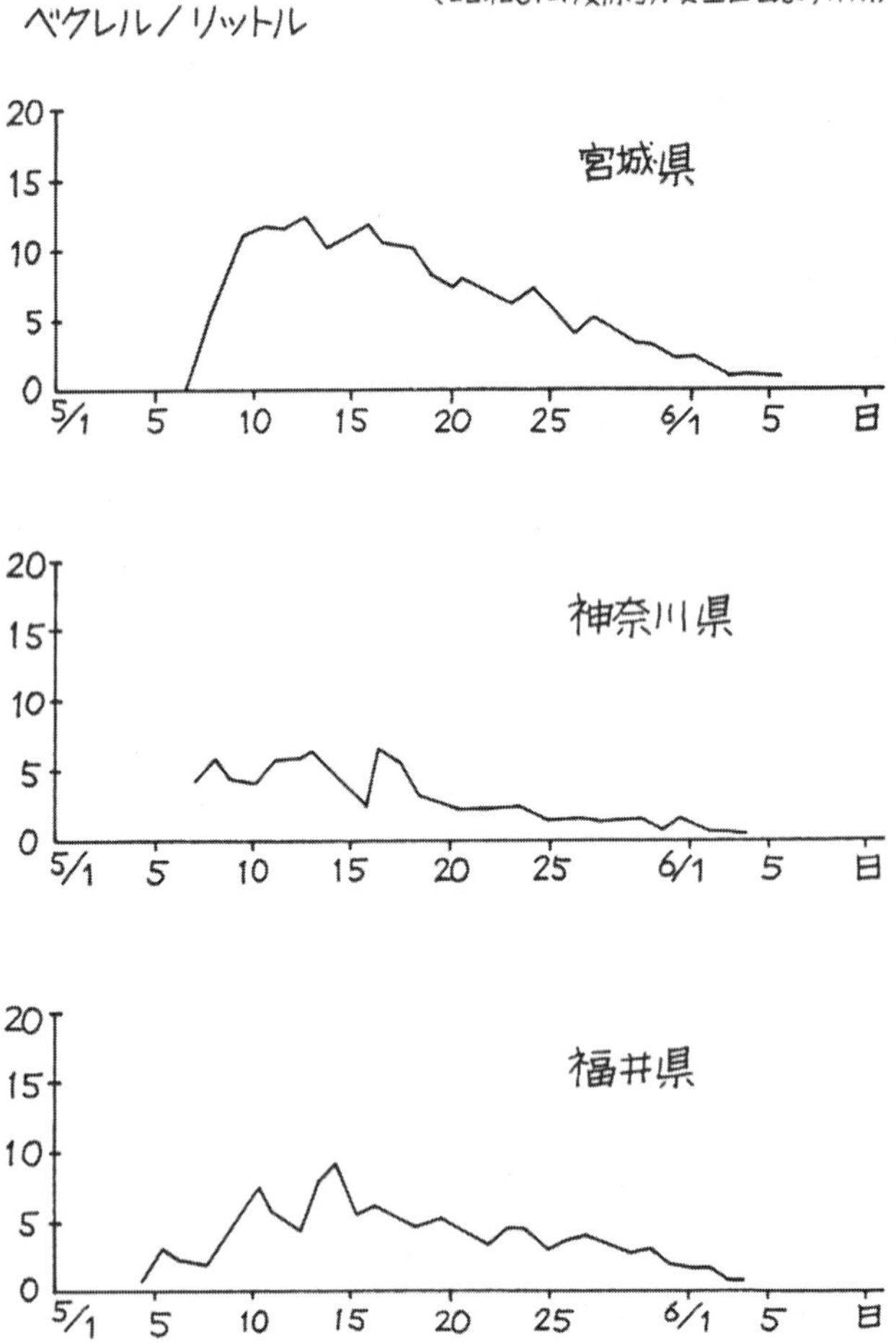

(4) チェルノブイリ原発事故後の日本の野菜中のヨウ素131濃度（1986年）

（昭和61年度原子力安全白書より作成）

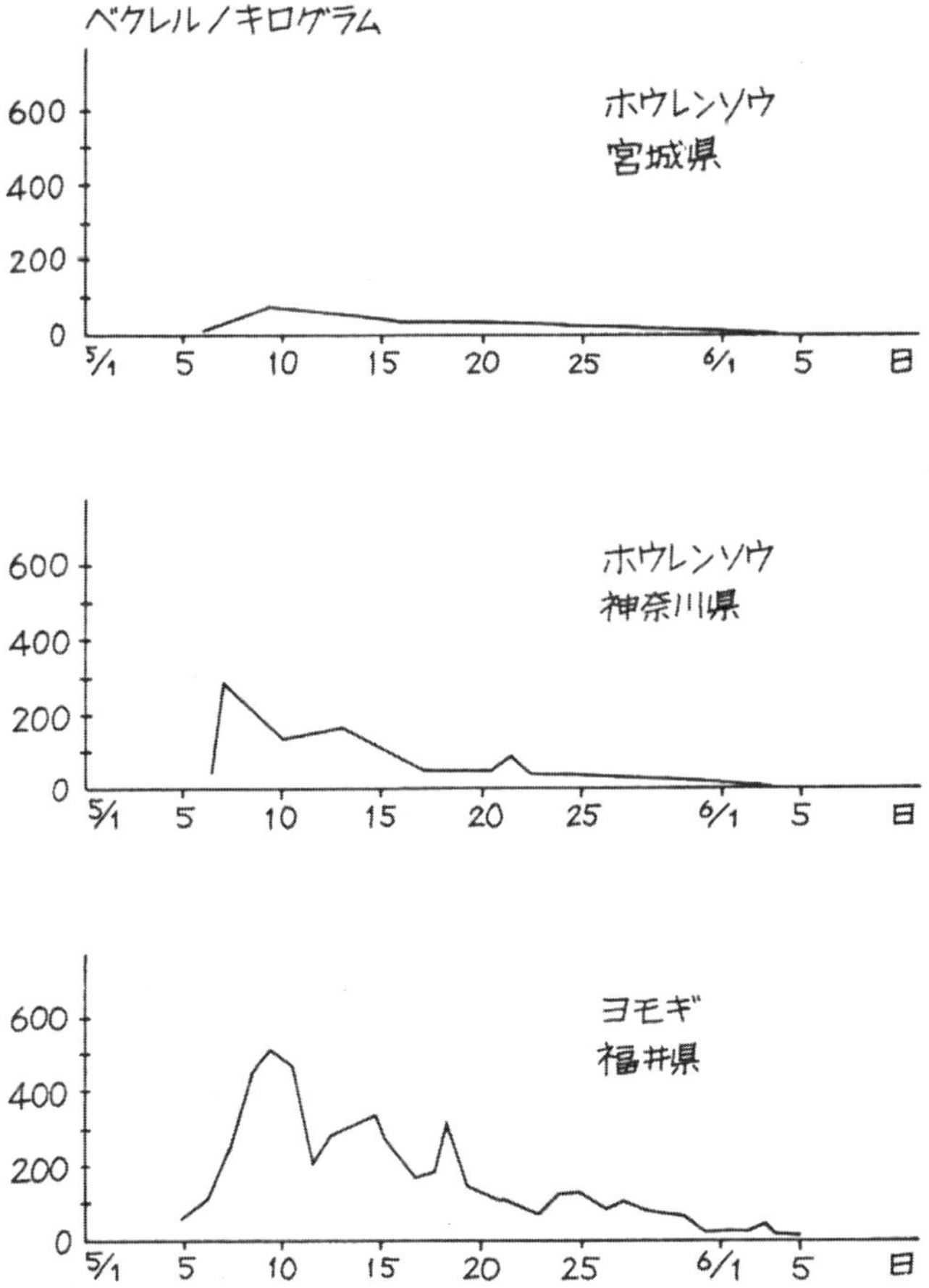

降下物（昭和61年度原子力安全白書より作成、1986年）

（ベクレル・／平方メートル）

セシウム 134 （2年）	セシウム 137 （30日）	バリウム 140 （13日）	セリウム 144 （284年）	ベータ放射能全体
18	37	9.6	1.8	148
37	81	14	2.7	481
29	63	11	1.7	2071
115	252	48	8.1	3290
37	78	15	3.3	592
70	130	25	4.4	322
48	107	18	2.8	407
52	111	16	2.4	-
59	122	18	2.9	481
67	144	19	3.3	518
81	170	2	3	-
41	85	18	3.2	340
122	259	28	4.4	3590
78	167	26	5.6	481
21	41	10	2.2	326
11	1	67	19	518
52	111	11	3.6	666

(5)チェルノブイリ原発事故後の放射性

都道府県	摂取期間	ストロンチウム90 (28年)	ジルコニウム95 (66年)	ルテニウム106 (368年)	ヨウ素131 (8日)
北海道	4/30-5/22	1.0	-	17	100
青森	5/ 1-5/22	1.7	0.5	31	192
宮城	5/ 1-5/22	1.0	-	24	41
秋田	5/ 1-5/22	5.6	-	104	629
山形	5/ 1-5/22	1.6	1.1	30	137
福島	4/30-5/22	2.4	-	48	263
茨木	5/ 1-5/22	1.9	0.8	44	229
千葉	5/ 2-5/22	1.5	0.3	48	241
埼玉	5/ 1-5/22	1.6	-	52	107
東京	5/ 1-5/22	1.7	-	56	278
神奈川	4/30-5/22	2.3	1.4	59	407
新潟	5/ 1-5/22	1.8	0.4	14	100
石川	4/30-5/22	2.5	-	89	518
福井	5/ 1-5/22	2.0	1.1	56	281
長野	5/ 1-5/22	1.0	-	21	204
静岡	5/ 1-5/22	1.6	-	4	8
愛知	5/ 1-5/22	2.0	-	36	85

(6) 核実験に由来する日本人のセシウム137による体内汚染（1960~1975年）

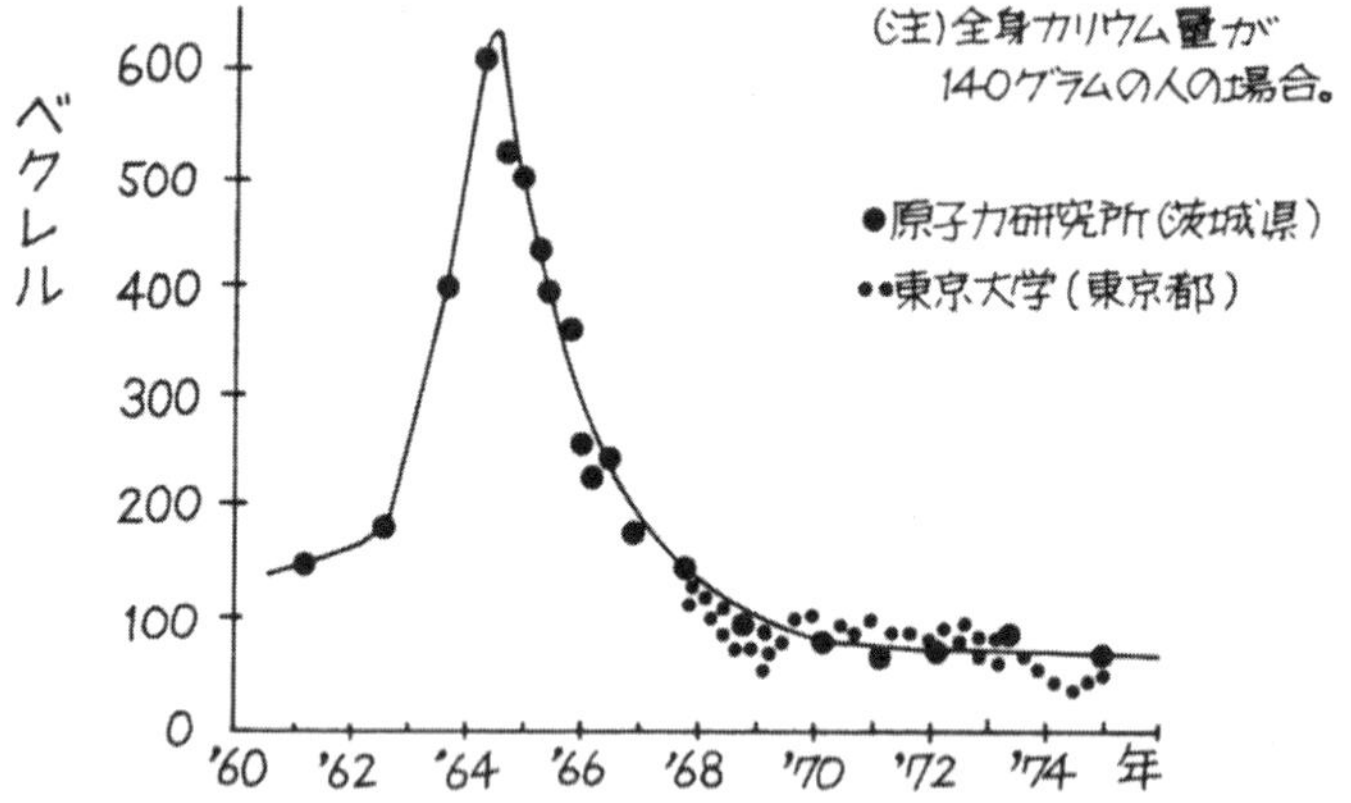

(7) 医療上の放射線被曝

診断用エックス線検査1件あたりに骨髄が受ける線量
（ミリシーベルト）　（橋詰雅『医療被曝Q＆A』より）

撮影部位	男	女
頭	0.26	0.25
胸（直接撮影）	0.09	0.08
胸（間接撮影）	0.33	0.31
胃	8.15	7.60
直　　腸	15.60	12.90
骨　　盤	0.36	0.36
股　関　節	0.12	0.12
ＣＴ（頭）	2.10	2.10
ＣＴ（下腹）	3.20	3.20

被曝線量は技術の進歩とともに減少する

(8) 放射線職業人の年間平均被曝線量

(1981年)

職　　業	性	被曝線量（ミリシーベルト／年）
医　　者	男	0.53
	女	0.14
診療放射線技師	男	0.82
	女	0.12
看護士・看護婦	男	0.97
	女	0.35
非破壊検査作業員	男	1.22
研究教育関係者	男	0.04
	女	0.008
原発労働者	男	3.10

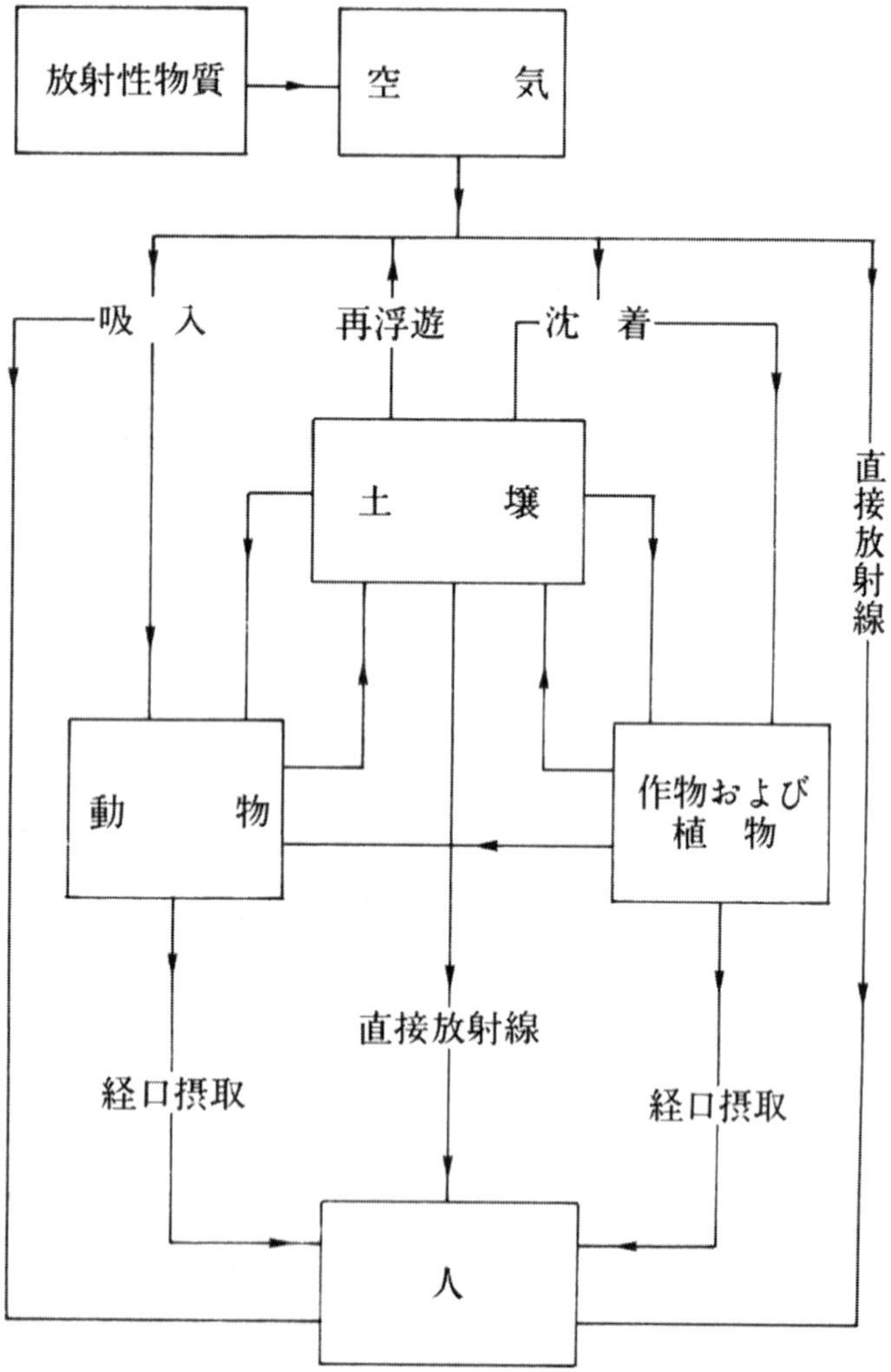

大気中に放出された放射性物質から人までの
簡単化された経路

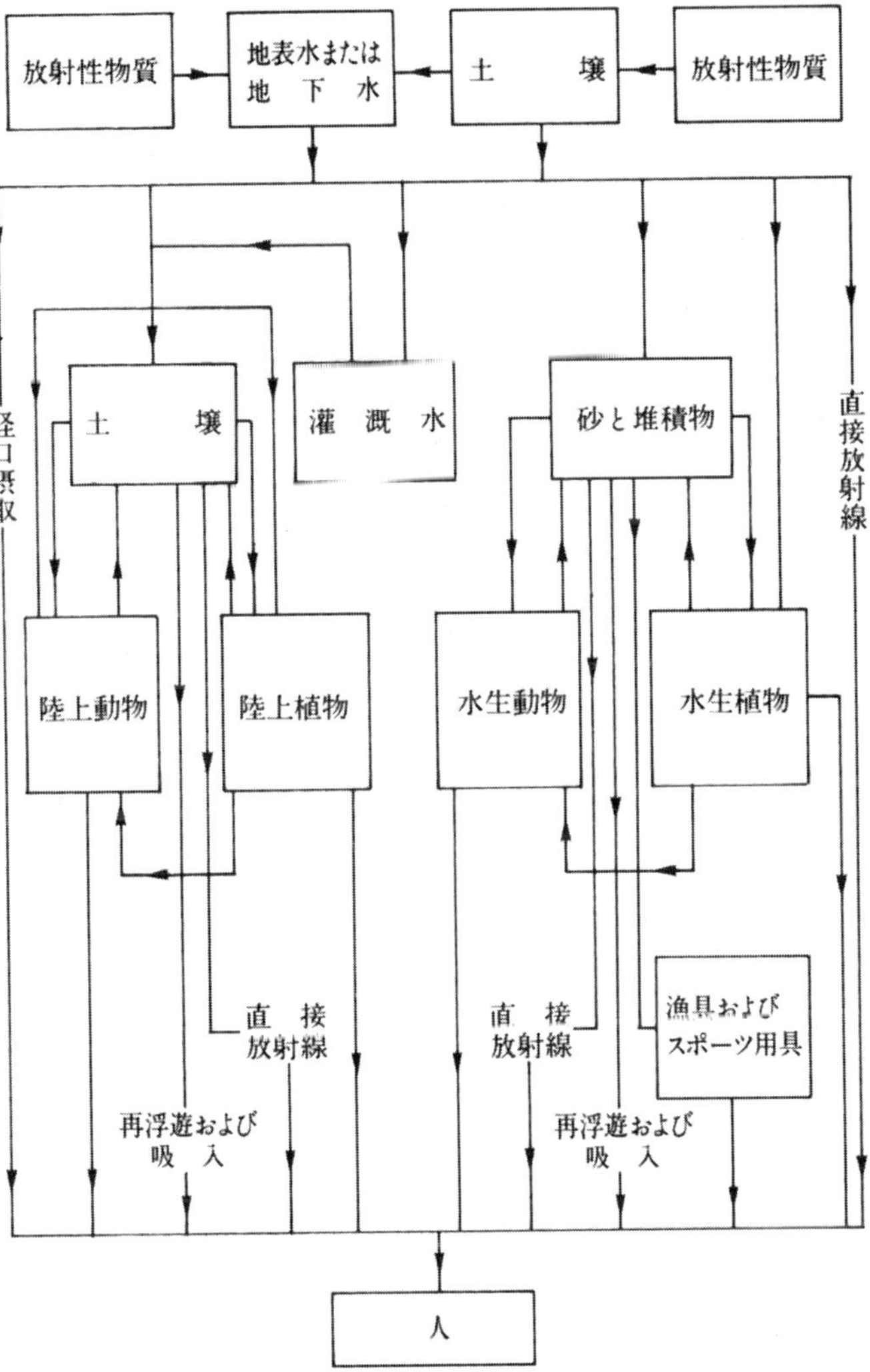

地下水または地表水(海洋を含む)に放出された放射性物質から人までの簡単化された経路

〈著者略歴〉
安斎育郎（あんざい・いくろう）
1940 年生まれ。東京大学理科 1 類に入学。1962 年、工学部原子力工学科第 1 期生、続いて、大学院修士・博士課程を修了して 1969 年工学博士。同年、東京大学医学部放射線健康管理学教室（文部教官助手）となり、1986 年、立命館大学経済学部教授、88 年、国際関係学部教授。1992 年、立命館大学国際平和ミュージアムの設立とともに館長代理（館長は、故・加藤周一氏）、1995 年より館長、2008 年より名誉館長。2006 年 4 月より、立命館大学特命教授・名誉教授。2011 年 3 月に退職し、4 月、Anzai Science & Peace Office（略称：ASAP）を創設、科学教育および平和創造に関する多様な活動に取り組む新たな体制をスタート。専門は、放射線防護学、平和学。
著書に、『放射線技師のための数学』『放射線技師のための物理学』（放射線取扱技術研修会）、『日本の原子力発電』（新日本出版社）、『原発と環境』（ダイヤモンド社）、『からだのなかの放射能』（合同出版）、『地球非核宣言』（水曜社）、『中性子爆弾と核放射線』（連合出版）、『クイズ反核・平和』『科学と非科学の間』『放射能そこが知りたい』『原発そこが知りたい』（かもがわ出版）、『「がん当たりくじ」の話—国境なき放射能汚染』（有斐閣）、『語り伝えるヒロシマ・ナガサキ』全 5 巻（新日本出版社、第 7 回学校図書館出版賞）、『語り伝える沖縄』全 5 巻（同、第 9 回学校図書館出版賞）、『語り伝える空襲』全 5 巻（同、第 11 回学校図書館出版賞）、『人はなぜ騙されるのか』（朝日新聞社）、『霊はあるか』（講談社）、『だます心　だまされる心』(岩波書店)、『だましの心理学』（PHP 研究所）、『放射線と放射能』（ナツメ社）、『日本から発信する平和学』（法律文化社、池尾靖志氏と共編著）など多数。

増補改訂版
家族で語る食卓の放射能汚染

2011 年 4 月 28 日　　初版第 1 刷発行

著　者　　安斎育郎
発行者　　高井隆
発行所　　株式会社同時代社
〒 101-0065　東京都千代田区西神田 2-7-6
電話 03(3261)3149　FAX 03(3261)3237
組版・装幀　有限会社閏月社
印　刷　　モリモト印刷株式会社

ISBN978-4-88683-696-0